Shayan Ghosh
Amit Gupta
Aviral Verma

COMPARAÇÃO ENTRE O PENSO ZOE E O PENSO DE CURCUMA NA OSTEÍTE ALVEOLAR

Shayan Ghosh
Amit Gupta
Aviral Verma

COMPARAÇÃO ENTRE O PENSO ZOE E O PENSO DE CURCUMA NA OSTEÍTE ALVEOLAR

ScienciaScripts

Imprint

Cover image: www.ingimage.com

This book is a translation from the original published under ISBN 978-620-8-00977-9.

Publisher:
Sciencia Scripts
is a trademark of
Dodo Books Indian Ocean Ltd. and OmniScriptum S.R.L publishing group

120 High Road, East Finchley, London, N2 9ED, United Kingdom
Str. Armeneasca 28/1, office 1, Chisinau MD-2012, Republic of Moldova, Europe
Printed at: see last page
ISBN: 978-620-8-05400-7

ÍNDICE

INTRODUÇÃO

O termo não científico "alvéolo seco" refere-se a um alvéolo pós-extração em que parte ou a totalidade do osso no interior do alvéolo, ou à volta do perímetro oclusal do alvéolo, fica exposta nos dias que se seguem à extração, devido ao facto de o osso não ter sido coberto por um coágulo sanguíneo inicial e persistente ou não ter sido coberto por uma camada de epitélio vital, persistente e cicatrizante. As lesões de alvéolo seco ocorrem em aproximadamente 1% a 5% de todas as extracções e em até 38% das extracções de terceiros molares inferiores. A osteíte alveolar, também designada por alvéolo seco, é a complicação mais comum após a extração de dentes, ocorrendo mais frequentemente entre os 40 e os 45 anos de idade. [1,2]

As partículas de alimentos e o biofilme bacteriano podem impedir o contacto do epitélio de cicatrização com o osso exposto, o que pode prolongar o tempo de cicatrização da lesão de alvéolo seco. As partículas de alimentos que se acumulam no interior de uma alvéolo seco também podem fermentar devido às bactérias. Esta fermentação pode resultar na formação de toxinas ou antigénios que podem irritar o osso exposto, produzir um sabor desagradável ou halitose e causar dor em todo o maxilar. No entanto, as provas sugerem que as bactérias não são a principal causa das lesões de alvéolos secos.[1,2]

Extração traumática, curetagem e irrigação agressivas, microrganismos orais, fragmentos remanescentes de osso e raiz na ferida de extração, deslocação do coágulo sanguíneo por enxaguamento bucal excessivo e gargarejos do doente, contraceptivos orais e tabagismo são factores etiológicos importantes responsáveis pela alveolite seca. Há perda de coágulo sanguíneo do alvéolo. [3]

Um modelo de patogénese da lesão de alvéolo seco pode explicar vários factos sobre alvéolos secos, incluindo as descobertas de que fumar e usar contraceptivos orais aumentam a incidência de lesões de alvéolo seco.[4,5,6] Além disso, o modelo pode demonstrar que pode haver um atraso de 24 a 96 horas após uma extração antes de aparecerem lesões de alvéolos secos[7] ; que as extracções traumáticas, em que são necessárias forças de luxação ou de fórceps para extrair partículas de dentes, aumentam a incidência de lesões de alvéolos secos; que a atividade de fibrinólise induzida pela plasmina parece ser mais elevada nas lesões de alvéolos secos do que nos alvéolos pós-extração não secos[4,7,8] ; e que as bactérias não parecem iniciar as lesões de alvéolos secos[9,10,11] . Este modelo deve explicar se a inflamação causa ou não lesões de alvéolos secos.

Birn observou concentrações elevadas de plasmina e um aumento da atividade fibrinolítica no osso alveolar que reveste as lesões de alvéolos secos[7,8] . O plasminogénio, o precursor da plasmina, circula no sangue e liga-se a coágulos nos locais das feridas. Vários activadores tecidulares, incluindo os activadores do plasminogénio do tipo tecidular e do tipo uroquinase, convertem o plasminogénio em plasmina[7,12,13,14] . A plasmina é experimentalmente identificada como uma molécula importante para induzir a inflamação, uma vez que se verificou que induz a fibrinólise para dissolver os coágulos dos vasos sanguíneos, aumenta a permeabilidade capilar local e atrai as células inflamatórias e os seus complementos para os locais das feridas. [13,15,16]

Birn levantou a hipótese de que o trauma durante uma extração ou a presença de uma infeção bacteriana facilitam, de alguma forma, a libertação de activadores tecidulares de plasminogénio no alvéolo pós-extração, resultando na indução de fibrinólise pela plasmina que desaloja o coágulo sanguíneo que se formou após a extração e causando uma lesão de alvéolo seco[6,9] . No entanto, embora Birn tenha encontrado uma correlação entre a presença de atividade fibrinolítica nos alvéolos de extração e a patogénese da lesão de alvéolo seco, a fibrinólise pode não ser a causa das lesões de alvéolo seco. Uma vez que a fibrinólise também aumenta o fluxo sanguíneo capilar para o alvéolo de extração, pode na realidade reduzir a probabilidade de formação de lesões de alvéolo seco[17,18,19,20] . As lesões de alvéolos secos apresentam habitualmente uma eventual paragem do fluxo sanguíneo para o alvéolo. Esta isquemia idiopática contraria o efeito da fibrinólise e é presumivelmente uma causa do início e da patogénese da lesão de alvéolo seco. Como alternativa à teoria fibrinolítica de Birn, o autor propõe um modelo diferente de início e patogénese da lesão de alvéolo seco. Numa extração de alto stress, que coloca forças de compressão elevadas no osso alveolar que rodeia o dente, iniciam-se eventos que irão causar, num período de 24 a 96 horas após a extração, a necrose dos osteoblastos que revestem a superfície interna do alvéolo.

A necrose dos osteoblastos pode iniciar a atividade fibrinolítica que lise qualquer coágulo sanguíneo que se possa ter formado após a extração, ou o coágulo sanguíneo pode deslocar-se porque os osteoblastos necróticos perdem a capacidade de se integrarem metabolicamente no coágulo sanguíneo. Além disso, aproximadamente na altura da necrose dos osteoblastos, o alvéolo pára de sangrar, apesar de a atividade fibrinolítica dever, teoricamente, provocar um aumento da hemorragia no alvéolo de extração para trazer células imunitárias e complementos para o alvéolo, a fim de iniciar a reabsorção dos osteoblastos necróticos. Este evento de isquemia idiopática do alvéolo pode impedir a formação de um coágulo sanguíneo inicial através de hemorragia adicional e pode impedir que o sistema imunitário aceda ao local através dos capilares locais para iniciar uma resposta inflamatória para reabsorver as células ósseas necróticas. As células ósseas necróticas ficam então expostas e descobertas durante vários dias, resultando no principal sintoma (ou morbilidade) das lesões de alvéolos secos, a dor aguda do alvéolo exposto a estímulos mecânicos que se prolonga durante vários dias até o osso ficar completamente coberto pelo epitélio de cicatrização.

Durante uma extração traumática, as forças pesadas de luxação ou de fórceps são transferidas para o osso maxilar que rodeia as raízes e podem esmagar o osso na superfície do entalhe do alvéolo de extração[21,22,23]. Isto pode induzir a necrose ou a apoptose dos osteoblastos no alvéolo de extração. Estudos demonstraram que o stress mecânico (forças de tração ou compressão excessivas) nos osteoblastos pode ativar vias de sinalização celular que conduzem à apoptose dos osteoblastos. Além disso, a percentagem de osteoblastos apoptóticos aumenta ao longo de 24 horas após a aplicação da força de compressão inicial e aumenta proporcionalmente à força de compressão[24] .

A necrose das células ósseas, que ocorre durante um período de tempo superior a 24 horas após uma extração, pode fazer com que as células ósseas libertem o ativador tecidular do plasminogénio uroquinase, que é o principal ativador do plasminogénio libertado nas lesões de alvéolos secos[25] . O ativador tecidular do plasminogénio uroquinase converte então o plasminogénio em plasmina. A plasmina pode resultar diretamente na lise de um coágulo sanguíneo que se formou inicialmente no alvéolo[26] . No entanto, uma das principais funções da plasmina é iniciar a perfusão dos vasos sanguíneos para trazer sangue, células do sistema imunitário e complementos para a superfície do interior do alvéolo cirúrgico para iniciar a reabsorção dos osteoblastos necróticos. No entanto, nas lesões de alvéolos secos, acaba por se observar um evento de isquemia idiopática dos vasos sanguíneos que bloqueia prematuramente este processo de ativação do sistema imunitário mediado pela perfusão capilar.

A causa da isquemia num local de lesão de alvéolo seco é desconhecida[27] . Teoricamente, as forças elevadas da extração podem esmagar e ocluir os vasos sanguíneos no interior do osso que forma a superfície do entalhe (embora não existam provas experimentais a favor ou contra a existência de oclusão dos vasos sanguíneos induzida pela compressão nas lesões de alvéolo seco)[28] . Algum osso do alvéolo pode ser denso, com poucos vasos sanguíneos por unidade de área do alvéolo, ou pode observar-se que um alvéolo sangra apenas a partir do aspeto apical, tornando estes alvéolos intrinsecamente incapazes de sangrar significativamente. O tabagismo ou o uso de contraceptivos orais também podem reduzir a circulação sanguínea sistémica[17,18] . Além disso, o efeito pró-sangramento da plasminólise pode ser contrariado quimicamente pela atividade da trombina pró-isquémica no local da ferida do alvéolo seco. Devido à falta de fluxo sanguíneo para a superfície do entalhe, as células do sistema imunitário e os seus factores de complemento não podem ser levados para a superfície do entalhe para reabsorver as células ósseas necróticas que revestem o alvéolo.

A observação clínica parece mostrar que o alvéolo cirúrgico cicatriza através de um mecanismo em que o epitélio vital, inicialmente presente no perímetro exterior do alvéolo cirúrgico, cresce gradualmente a partir do perímetro exterior do alvéolo cirúrgico, inferiormente, para o interior do alvéolo cirúrgico, até ao ápice do alvéolo cirúrgico[29] . À medida que o epitélio vital cobre gradualmente a área da superfície do entalhe do alvéolo cirúrgico, o epitélio coloca os vasos sanguíneos, as células do sistema imunitário e os seus complementos em contacto direto com as células ósseas necróticas do alvéolo cirúrgico para iniciar a reabsorção das células ósseas necróticas. Este processo de crescimento do epitélio pode demorar vários dias; durante este tempo, o osso descoberto é doloroso ao toque e é vulnerável ao contacto doloroso com biofilme bacteriano ou impactação de alimentos. Este modelo de patogénese e cicatrização de alvéolos secos implica que a inflamação não causa fundamentalmente as lesões de alvéolos secos e não é a causa da morbilidade dos alvéolos secos, porque a isquemia impedirá a ocorrência de um evento inflamatório no local da lesão de alvéolo seco. [21]

Por conseguinte, este modelo questiona a utilização de terminologia como "osteíte alveolar", ou "osteíte fibrinolítica", ou qualquer outro termo que utilize o sufixo de inflamação "-ite" para descrever lesões de alvéolos secos. Em vez disso, o autor sugere uma terminologia alternativa para o fenómeno da alveolite seca: "síndrome de ostealgia do osso exposto peri-alveolar pós-extração".[30]

Existem várias modalidades utilizadas para o tratamento da alveolite seca, como o penso obtundente e redutor da dor, como o penso de óxido de zinco eugenol, agentes anti-infecciosos, sistémicos ou locais, agentes anti-fibrinolíticos e intervenção cirúrgica para remover o coágulo necrótico e incentivar a formação de coágulos sanguíneos. O tratamento inclui a administração de medicamentos a nível local ou sistémico na tentativa de iniciar a reparação da ferida.[3] Os agentes tópicos incluem antibióticos e anti-sépticos,[4] agente desalojante (desbridamento químico, por exemplo, peróxido de hidrogénio, eusol e pomada de colagenase).[5] Promotores da cicatrização de feridas, por exemplo, tretinoína, extrato de aloevera, mel de consolda, peróxido de benzoílo, dexapantol, solução de tetracloridecaxida, acetato de clostebol e camomila. Várias substâncias, como extractos de tecidos, vitaminas e minerais e alguns produtos vegetais[7] foram referidos por vários trabalhadores como tendo efeitos pró-cicatrizantes[6] .

As plantas medicinais para cicatrização de feridas aceleram a coagulação do sangue, combatem as infecções e aceleram também a cicatrização das feridas. É necessário identificar e formular plantas ou substâncias químicas derivadas de plantas para o tratamento e gestão de feridas. Atualmente, estão a ser investigados vários produtos à base de plantas e, ao longo dos anos, têm sido utilizados vários produtos à base de plantas no tratamento de feridas, alguns dos quais são Aloé Vera, Neem, cedro, curcuma, jasmim auriculatum.

A curcuma é uma erva natural espantosa com propriedades curativas. Tem sido utilizada como remédio tradicional na medicina ayurvédica há milhares de anos. Tem poderosas propriedades anti-oxidantes e anti-inflamatórias.[8,9,10] A curcuma tem muitos componentes valiosos, mas o que parece estar a chamar a atenção é a curcumina.[11] A curcumina é um pigmento amarelo presente na especiaria curcuma (curcuma Longa) e tem sido associada a efeitos anti-oxidantes, anti-inflamatórios, antiproliferativos, anti-diabéticos, anti-cancerígenos, anti-virais e anti-reumáticos.

Este estudo foi realizado para comparar a eficácia do penso de curcuma e óxido de zinco eugenol no tratamento da osteíte alveolar.

AIM

Comparar a eficácia da cicatrização da osteíte alveolar com pensos de curcuma e óxido de zinco eugenol.

OBJECTIVOS

Comparar a eficácia da cicatrização da osteíte alveolar com pensos de curcuma e óxido de zinco eugenol com base na presença ou ausência dos seguintes parâmetros.

Parâmetros:

- Dor na Escala Visual Analógica nos dias 0, 2 e 4 entre os dois grupos.
- Presença ou ausência de osso necrótico nos dias 0, 2 e 4 em ambos os grupos.
- Corrimento purulento presente ou ausente nos dias 0, 2 e 4 entre os dois grupos.

PARÂMETROS

Dor

Dor pós-extração no local da extração, associada apenas ao alvéolo seco e sem outros dentes ou lesões nas proximidades. A intensidade será avaliada utilizando uma Escala Visual Analógica (EVA) de 10 níveis, com o paciente a colocar uma marca na escala para indicar um intervalo de intensidade de nenhuma dor [0] a dor grave/insuportável [10].

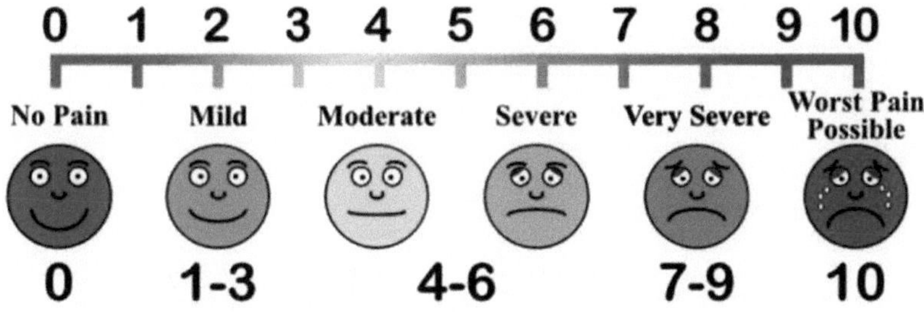

FIG. 1: ESCALA VISUAL ANALÓGICA DE 10 NÍVEIS

Dia 0 Pós-operatório	Dia 2 Pós-operatório	Dia 4 Pós-operatório

Osso necrótico

A presença ou ausência de osso necrótico foi avaliada visualmente com base na cor do osso exposto, que varia entre o castanho e o preto. O aspeto normal do osso é descrito como branco marfim a amarelo pálido na cavidade seca.

Presença ou ausência de osso necrótico no local.

Dia 0 Pós-operatório	Dia 2 Pós-operatório	Dia 4 Pós-operatório

Descarga de pus

A presença de um corrimento que varia entre branco e amarelado foi avaliada com base no corrimento purulento do alvéolo seco.

Presença ou ausência de descarga de pus em

Dia 0 Pós-operatório	Dia 2 Pós-operatório	Dia 4 Pós-operatório

HIPÓTESE NULA

A comparação entre a cicatrização de lesões de osteíte alveolar com pensos de curcuma e de óxido de zinco eugenol não apresenta resultados significativos.

HIPÓTESE ALTERNATIVA

A comparação entre a cicatrização de lesões de osteíte alveolar com pensos de curcuma e óxido de zinco eugenol tem resultados significativos.

REVISÃO DA LITERATURA

1. **Schmidt JM, Greenspoon JS. (1991)**[31] Avaliou o intervalo de tempo necessário para a cicatrização de feridas utilizando um protocolo padrão de tratamento de feridas com e sem gel de aloé vera. Foram estudadas 21 mulheres com complicações de feridas que necessitavam de cicatrização por segunda intenção após um parto por cesariana ou uma laparotomia para cirurgia ginecológica. As feridas tratadas com o tratamento padrão cicatrizaram num intervalo de tempo médio (+/- DP) de 53 +/- 24 dias, enquanto as tratadas com gel de aloé vera necessitaram de 83 +/- 28 dias (P = 0,003). A utilização de gel dérmico para feridas à base de aloé vera foi associada a um atraso significativo na cicatrização das feridas em comparação com o tratamento com um regime idêntico que não incluía aloé vera.

2. **Blum I. R. (2002)**[32] propôs uma definição descritiva harmonizada para a condição conhecida como osteíte alveolar e uma revisão crítica e discussão da etiologia e patogénese da osteíte alveolar. Além disso, é discutida a necessidade de identificação e eliminação de factores de risco, bem como a gestão preventiva e sintomática da doença. O objetivo desta revisão crítica é fornecer uma melhor base para a gestão clínica da doença. Não foi efectuada uma meta-análise dos dados.

3. **Sanchis JM, Sáez U, Peñarrocha M, Gay C. (2003)**[33] comparou a remoção cirúrgica de 200 terceiros molares inferiores impactados, com particular referência à dor pós-extração, inflamação, trismo e incidência de alvéolo seco. Em 50% dos casos, uma preparação farmacológica que inclui tetraciclina foi colocada no alvéolo após a

remoção do molar impactado. A alveolite seca foi diagnosticada em 4 casos (2%), não tendo sido observada qualquer relação com a colocação intra-alveolar de tetraciclina. Os pacientes a quem foi administrada tetraciclina intra-alveolar tiveram menos dor e trismo e consumiram menos analgésicos do que os pacientes que não receberam esse tratamento, embora não se tenha atingido significância estatística. A colocação intra-alveolar de composto de tetraciclina após a remoção cirúrgica de terceiros molares inferiores impactados não afectou a incidência de alvéolos secos.

4. **Sharma RA, Gescher AJ, Steward WP (2005)**[34] discutiu que a curcumina é um polifenol derivado do remédio herbal e da especiaria dietética curcuma. Possui diversas propriedades anti-inflamatórias e anti-cancerígenas após administração oral ou tópica. Para além da potente capacidade antioxidante da curcumina a pH neutro e ácido, os seus mecanismos de ação incluem a inibição de várias vias de sinalização celular a vários níveis, efeitos sobre enzimas celulares como a ciclo-oxigenase e a glutationa S-transferases, imunomodulação e efeitos sobre a angiogénese e a adesão célula-célula. A capacidade da curcumina para afetar a transcrição de genes e induzir a apoptose em modelos pré-clínicos é suscetível de ser particularmente relevante para a quimioprevenção do cancro e a quimioterapia em doentes. Embora a baixa biodisponibilidade sistémica da curcumina após a administração oral possa limitar o acesso a concentrações suficientes para o efeito farmacológico em determinados tecidos, a obtenção de níveis biologicamente activos no trato gastrointestinal foi demonstrada em animais e seres humanos. Atualmente, existem dados suficientes para advogar a avaliação clínica de fase II da curcumina oral em doentes com neoplasias

malignas invasivas ou lesões pré-invasivas do trato gastrointestinal, particularmente do cólon e do reto.

5. **Menon, V.P., Sudheer, A.R. (2007)**[35] No seu capítulo, a curcumina, um pigmento amarelo da *Curcuma longa*, é um dos principais componentes da cúrcuma e é normalmente utilizada como especiaria e corante alimentar. É também utilizada como cosmético e em algumas preparações médicas. As desejáveis propriedades preventivas ou terapêuticas putativas da curcumina foram também consideradas como estando associadas às suas propriedades antioxidantes e anti-inflamatórias. Como se acredita que a peroxidação dos lípidos das membranas mediada por radicais livres e os danos oxidativos do ADN e das proteínas estão associados a uma variedade de complicações patológicas crónicas, como o cancro, a aterosclerose e as doenças neurodegenerativas, pensa-se que a curcumina desempenha um papel vital contra estas condições patológicas.

6. **Jageita G. A., Aggarwal B.B. (2007)**[36] A curcumina (diferuloilmetano) é um componente amarelo-alaranjado da *curcuma (Curcuma longa*), uma especiaria frequentemente encontrada no caril em pó. Tradicionalmente conhecida pelos seus efeitos anti-inflamatórios, a curcumina demonstrou nas últimas duas décadas ser um potente agente imunomodulador que pode modular a ativação de células T, células B, macrófagos, neutrófilos, células assassinas naturais e células dendríticas. A curcumina pode também regular negativamente a expressão de várias citocinas pró-inflamatórias, incluindo TNF, IL-1, IL-2, IL-6, IL-8, IL-12 e quimiocinas, muito provavelmente através da inativação do fator de transcrição NF-κB. Curiosamente, no entanto, a curcumina em doses baixas também pode aumentar as respostas dos anticorpos. Isto

sugere que os efeitos benéficos relatados da curcumina na artrite, alergia, asma, aterosclerose, doença cardíaca, doença de Alzheimer, diabetes e cancro podem dever-se em parte à sua capacidade de modular o sistema imunitário. Em conjunto, estes resultados justificam uma análise mais aprofundada da curcumina como terapia para doenças imunitárias.

7. **Pari L. Tewas D. Eckel J. (2008)**[37] A curcumina (diferuloilmetano) é um componente amarelo-alaranjado da curcuma (Curcuma longa), uma especiaria frequentemente encontrada no pó de caril. Nos últimos anos, a curcumina tem suscitado um interesse considerável devido à sua utilização no tratamento de uma grande variedade de doenças sem quaisquer efeitos secundários. É um dos principais curcuminóides da curcuma, que lhe confere a sua cor amarela caraterística. Era utilizada antigamente no subcontinente indiano para tratar várias doenças, como reumatismo, dores no corpo, doenças de pele, vermes intestinais, diarreia, febres intermitentes, perturbações hepáticas, biliosidade, descargas urinárias, dispepsia, inflamações, obstipação, leucodermia, amenorreia e cólicas. A curcumina tem potencial para tratar uma grande variedade de doenças inflamatórias, incluindo cancro, diabetes, doenças cardiovasculares, artrite, doença de Alzheimer, psoríase, etc., através da modulação de numerosos alvos moleculares. Este artigo analisa a utilização da curcumina na quimioprevenção e no tratamento de várias doenças.

8. Hita-Iglesias P et al (2008)[38] concluíram que a aplicação tópica de gel de clorexidina bioadesivo na ferida cirúrgica durante a semana pós-operatória pode diminuir a incidência de osteíte alveolar após a extração dos terceiros molares inferiores.

9. **Cardoso CL et al (2010)**[39] discutiram a alveolite seca como sendo uma das complicações mais estudadas em medicina dentária, e um grande número de estudos tem procurado um método eficaz e seguro para a sua prevenção e tratamento. Um dos grandes desafios clínicos desde que o primeiro caso foi relatado tem sido a inconsistência e as diferenças nas várias definições de alveolite seca e os critérios utilizados para o diagnóstico. A fisiopatologia, etiologia, prevenção e tratamento da alveolite seca são muito importantes na prática da cirurgia oral. O objetivo do presente relatório foi rever e discutir cada aspeto.

10. **Daly B, Sharif MO, Newton T, Jones K, Worthington HV (2012)**[40] maioria das extracções dentárias são realizadas por dentistas por uma variedade de razões, no entanto, todos os estudos, exceto três, incluídos na presente revisão incluíram participantes submetidos a extração de terceiros molares, a maioria dos quais foram realizados por cirurgiões orais. Há alguma evidência de que o enxaguamento com clorexidina (0,12% e 0,2%) ou a colocação de gel de clorexidina (0,2%) nos alvéolos dos dentes extraídos, proporciona um benefício na prevenção da alveolite seca. Não houve evidência suficiente para determinar os efeitos das outras 10 intervenções preventivas, cada uma avaliada em estudos individuais. Não houve evidência suficiente para determinar os efeitos de qualquer uma das intervenções para tratar a alveolite seca. A presente revisão encontrou algumas evidências para a associação de reacções adversas menores com o uso de colutórios de clorexidina a 0,12%, 0,2% e 2%, embora a maioria dos estudos não tenha sido concebida para detetar a presença de reacções de hipersensibilidade ao colutório como parte do protocolo do estudo. Não foram comunicados quaisquer acontecimentos adversos relacionados com a utilização de gel de clorexidina a 0,2% colocado diretamente numa cavidade bucal (embora a alergia

prévia à clorexidina tenha sido um critério de exclusão nestes ensaios). Tendo em conta os recentes relatos no Reino Unido de dois casos de eventos adversos graves associados à irrigação de alvéolos secos com colutório de clorexidina, recomenda-se que todos os membros da equipa dentária que prescrevem produtos de clorexidina estejam cientes do potencial de efeitos secundários adversos, tanto menores como graves.

11. **Tolstunov L. (2012)**[41] constatou uma diferença notável de síndromes de alvéolos secos (77,8% no lado irrigado versus 22,2% no lado não irrigado) entre o protocolo de extração tradicional e a abordagem modificada sem irrigação no final da cirurgia. O estudo demonstrou que a hemorragia do alvéolo pós-extração é muito importante para a cicatrização adequada e sem complicações do alvéolo. Se não for lavada com uma solução de irrigação no final da extração, o coágulo sanguíneo normal tem uma maior probabilidade de se formar e, por conseguinte, pode potencialmente conduzir a uma cicatrização descomplicada do alvéolo cirúrgico sem desenvolvimento de osteíte alveolar. A hemorragia do alvéolo no local da extração cria um ambiente favorável à formação de um coágulo de sangue - um penso protetor - necessário para uma cicatrização óssea favorável do alvéolo.

12. **Taberner-Vallverdú M, Nazir M, Sánchez-Garcés MÁ, Gay-Escoda C. (2015)**[42] concluiu que todos os tratamentos incluídos na revisão têm o objetivo de aliviar a dor do paciente e promover a cicatrização da mucosa alveolar na alveolite seca. Dada a heterogeneidade das intervenções e o tipo de escala de medição, os resultados são difíceis de comparar. A curetagem e a irrigação devem ser realizadas na alveolite seca, bem como outra terapia como a LLLT, o óxido de zinco eugenol ou o plasma rico em factores de crescimento, que são as que apresentam melhores resultados na remissão da

dor e na cicatrização da mucosa alveolar. A avaliação da exposição óssea alveolar deve ser um fator a considerar em futuras investigações. Tendo em conta a qualidade científica dos artigos avaliados, é dada uma recomendação de nível B para as intervenções terapêuticas propostas para o tratamento da alveolite seca.

13. **Jesudasan JS, Wahab PU, Sekhar MR. (2015)**[43] comparou o efeito da aplicação de gel de clorexidina a 0,2%, uma pasta à base de eugenol, juntamente com um grupo de controlo, na incidência pós-operatória de osteíte alveolar em pacientes submetidos à extração de terceiros molares. Um total de 270 pacientes que foram submetidos a este procedimento no Departamento de Cirurgia Oral e Maxilofacial da Faculdade de Medicina Dentária de Saveetha e que cumpriam os critérios de inclusão foram incluídos no estudo e divididos em 3 grupos: no primeiro, foi aplicado um gel à base de clorexidina a 0,2% no alvéolo alveolar uma vez após a extração; no segundo, foi aplicada uma pasta à base de eugenol no alvéolo alveolar uma vez após a extração; e o terceiro grupo serviu de controlo, sem qualquer tratamento. A incidência de osteíte alveolar foi registada durante 7 dias. Também registámos a dor pós-operatória, a inflamação, a infeção e a cicatrização da ferida. Nove do grupo de controlo (10%) e 2 (2%) do grupo da clorexidina desenvolveram osteíte alveolar no sétimo dia de pós-operatório. A incidência global (11/270) foi de 4%, o que é inferior ao relatado noutros estudos. A distribuição da osteíte alveolar entre os 3 grupos foi significativa (p=0,002), sendo que o grupo do eugenol não apresentou nenhum caso. O grupo da clorexidina apresentou uma menor incidência de osteíte alveolar do que outros estudos relatados e também menos dor, inflamação, infeção e melhor cicatrização da ferida do que o grupo de controlo. Concluímos que o eugenol foi a melhor das duas intervenções.

14. **Mamoun J (2018)**[44] no seu estudo afirmou que o alvéolo seco, também designado por osteíte fibrinolítica ou osteíte alveolar, é uma complicação da exodontia dentária. Uma lesão de alvéolo seco é um alvéolo pós-extração que exibe osso exposto que não está coberto por um coágulo sanguíneo ou epitélio de cicatrização e existe dentro ou à volta do perímetro do alvéolo ou alvéolo durante dias após o procedimento de extração. Este artigo descreve as lesões de alvéolos secos; revê as técnicas clínicas básicas de tratamento das diferentes manifestações das lesões de alvéolos secos; e mostra como a ampliação da lupa ao nível do microscópio de 6Å~ a 8Å~ ou superior, combinada com iluminação coaxial ou um microscópio operatório dentário, facilita um tratamento mais preciso das lesões de alvéolos secos. O autor examina a validade científica das causas propostas para as lesões de alvéolos secos (tais como bactérias, inflamação, fibrinólise ou extracções traumáticas) e a validade científica das diferentes terminologias utilizadas para descrever as lesões de alvéolos secos. Este artigo também apresenta um modelo alternativo das causas das lesões de alveolite seca, baseado em evidências da literatura dentária. Embora as técnicas clínicas para o tratamento de lesões de alvéolos secos pareçam empiricamente corretas, são necessárias mais provas para determinar as causas das lesões de alvéolos secos.

15. **Lone P A (2018)**[45] afirmou que as plantas e os seus extractos têm um potencial imenso para a gestão ou tratamento das feridas. Os medicamentos à base de plantas para a cicatrização de feridas não só são baratos e acessíveis, como também são supostamente seguros, uma vez que raramente se verificam reacções de hipersensibilidade com a utilização destes agentes. Foi relatado que C Longa possui actividades anti-bacterianas, anti-fúngicas e anti-inflamatórias. A curcuma é conhecida como erva tradicional da Ásia e da Índia, também designada por curcuma longa, com propriedades curativas

máximas e outras utilizações excelentes. É amplamente utilizado na Índia e na China para a medicina tradicional chinesa. Esta actua como agente anti-inflamatório para tratar diferentes tipos de doenças e problemas de saúde. O objetivo deste estudo foi estudar os benefícios terapêuticos e curativos da curcuma, uma erva comummente utilizada na Ásia. O estudo foi realizado no departamento de cirurgia oral e maxilofacial da Indira Gandhi government dental college jammu. Foram selecionados 178 pacientes do departamento de cirurgia oral e maxilofacial em regime de ambulatório. O diagnóstico de alveolite seca foi feito clinicamente. No grupo A foi aplicado um penso de curcuma com óleo de mostarda e no grupo B foi aplicado um penso de ZOE. Resultados: Neste estudo, houve uma redução significativa da dor, inflamação e desconforto após a aplicação do penso de curcuma e ZOE. A cicatrização da ferida foi mais rápida do que o curativo com ZOE. Não há efeito colateral da cúrcuma. A análise estatística foi feita $p < 0,05$, foi considerada estatisticamente significativa.

16. **Abu-Mostafa N (2019)**[46] afirmou que a Osteíte Alveolar (AO) é uma complicação que ocorre nos dias pós-extração que inclui dor e coágulo sanguíneo desintegrado. O enxaguamento com clorexidina (CHX) após a extração é um método eficaz para diminuir a incidência de AO. O mel tem propriedades antibacterianas naturais e é eficaz quando é utilizado como penso em queimaduras e feridas. No entanto, o efeito dos pensos intra-orais de mel na cicatrização ainda não foi adequadamente estudado. Este estudo teve como objetivo comparar a dor e a AO após a extração de um dente molar num grupo de pacientes que recebeu a aplicação intra-alveolar de mel de Manuka no pós-operatório com outro grupo que utilizou enxaguamento com CHX a 0,2%. Foi realizado um ensaio clínico aleatório de grupos paralelos em 100 pacientes que foram submetidos a uma extração de um único dente molar. Foram divididos aleatoriamente

em dois grupos. O Grupo 1 (G1) utilizou CHX a 0,2% duas vezes por dia durante 7 dias. No Grupo2 (G2), o mel de Manuka foi aplicado topicamente com uma compressa de algodão no alvéolo dentário imediatamente após a extração e no dia 3. A reavaliação, incluindo a avaliação da dor, alvéolo vazio e halitose, foi efectuada no dia 3 e no dia 7. O G1 incluiu 43 pacientes e o G2 incluiu 57 pacientes. Foram encontrados graus mais elevados de dor, mais alvéolos vazios e halitose no G2 do que no G1 no dia 3 e no dia 7, sem diferenças significativas. Foram encontrados quatro casos de AO no G1 (9,3%) e 7 casos no G2 (12,3%), sem diferença significativa entre os dois grupos de acordo com os testes de Qui-quadrado ($p=0$,753). Verificou-se que a aplicação de mel de Manuka no alvéolo de extração imediatamente após a extração e no dia 3 é insignificantemente menos eficaz na prevenção da AO do que o enxaguamento com CHX duas vezes por dia durante sete dias. No entanto, o mel é promissor como material de penso natural e recomenda-se a realização de mais estudos.

17. **Xiang X (2019)**[47] confirmou que o PRF apenas reduz algumas das complicações pós-operatórias, mas não previne todas as complicações pós-operatórias. O PRF aliviou significativamente a dor e o inchaço e reduziu a incidência de osteíte alveolar após a extração de um terceiro molar inferior impactado.

18. **Zhu J (2020)**[48] estimou o efeito da fibrina rica em plaquetas (PRF) no controlo da osteíte alveolar (AO), dor, trismo, cicatrização de tecidos moles e inchaço após a cirurgia do terceiro molar mandibular. Foi realizada uma pesquisa exaustiva da literatura através da PubMed, Embase, Web of Science e Biblioteca Cochrane até maio de 2019. Foram incluídos estudos controlados aleatórios em conformidade com os critérios de inclusão. A triagem dos registos e a extração de dados foram realizadas por

dois autores de forma independente. A avaliação do risco de viés foi realizada de acordo com as diretrizes recomendadas pela Colaboração Cochrane. A análise quantitativa foi efectuada com recurso ao RevMan versão 5.3. Dezanove estudos foram incluídos na revisão sistemática e 17 estudos foram elegíveis para a meta-análise. A utilização de PRF reduziu significativamente a incidência de AO e de dor pós-operatória quando comparada com os controlos (AO: risco relativo 0,43, intervalo de confiança (IC) de 95% 0,28 a 0,65, Z=3,90, P<0.0001 (I^2 =0%); dor: dia 1, diferença média padronizada (DMP) -1,12, IC 95% -1,87 a -0,37, Z=2,93, P=0,003 (I^2 =95%); dia 3, DMP -0.93, 95% CI -1.48 a -0.38, Z=3.30, P=0.001 (I^2 =92%); dia 7, SMD -1.84, 95% CI -2.98 a -0.71, Z=3.19, P=0.001 (I^2 =97%)). Para além disso, o resultado mostrou uma melhor cicatrização dos tecidos moles quando foi utilizado o PRF (diferença média -0,63, IC 95% -1,08 a -0,18, Z=2,76, P=0,006 (I^2 =90%)). O uso de PRF reduziu a incidência de AO e dor pós-operatória após a cirurgia de terceiros molares. Para além disso, o PRF pode também melhorar a cicatrização dos tecidos moles no pós-operatório.

19. **Mugilan R et al (2020)**[49] avaliou um total de 11 pacientes, que satisfizeram os critérios de inclusão (RBS = <200 mg/dL) foram selecionados do departamento ambulatorial de Cirurgia Oral e Maxilofacial, FDS- RUAS. Foram então divididos em dois grupos - teste e controlo, compreendendo 6 no grupo teste e 5 no grupo controlo. Após a extração, nos doentes do grupo de teste, foi colocado gel oral de Curcuma no alvéolo de extração. Ambos os grupos receberam instruções padrão pós-extração. A cicatrização dos alvéolos de extração dos grupos de estudo e de controlo foi avaliada no dia 0, no dia 3 e no dia 7, respetivamente. Concluiu-se que a curcumina é uma erva natural segura, que dá bons resultados na cicatrização do alvéolo de extração em doentes diabéticos, com uma melhoria definitiva na cicatrização dos tecidos moles.

20. **Dongo P et al (2022)**[50] afirma que o mel é utilizado há milénios como tratamento para cobrir feridas difíceis de reparar. Hipócrates já relatava os benefícios do mel com esse tipo de tratamento. O objetivo deste trabalho é avaliar a literatura sobre o uso do mel em casos preventivos como tratamento de complicações após extrações, mais especificamente a osteíte alveolar ou alveolite. Foi realizada uma revisão sistemática da literatura nas plataformas PubMed, LILACS e Dimensions, seguindo as diretrizes do PRISMA, para obter maior conhecimento sobre o tema. Devido à escassez de artigos sobre o tema, não houve restrições quanto a idiomas, datas de publicação ou revista com fator de impacto. Foram excluídos estudos com animais e revisões. O risco de viés foi avaliado através do Review Manager Software 5.4. Com medicamentos simples, de baixo custo e acessíveis, muitas das complicações após as extracções dentárias podem ser resolvidas de forma mais rápida e menos dolorosa para pacientes com dificuldades mais significativas, quer financeiras quer de acesso, a outros tratamentos. O mel é uma prevenção e um tratamento eficaz para a osteíte alveolar.

21. **Kamal A (2022)**[51] no seu estudo afirmou que, embora a alveolite seca tenha sido reconhecida há mais de um século, a sua etiologia ainda é mal compreendida e a abordagem do tratamento é diversa, com resultados variáveis. O objetivo desta revisão é investigar, classificar, resumir e discutir o tratamento da alveolite seca. Quatro bases de dados (PubMed, Science Diret, Scopus e Medline) foram pesquisadas de abril de 2000 a abril de 2020 para artigos com as palavras-chave: 'alvéolo seco', OU 'osteíte alveolar', OU 'complicação pós-extração', OU 'tratamento do alvéolo seco', OU 'tratamento da osteíte alveolar', OU 'tratamento da dor após extração dentária'. Foram adoptados os Standard Reporting Items for Systematic Reviews and Meta-Analysis (PRISMA) para a recolha de dados. Foi encontrado um total de 3.857 resultados e 17

artigos foram finalmente selecionados e revistos minuciosamente. As iniciativas de tratamento foram classificadas em abordagem empírica, abordagem convencional e estratégias regenerativas. Foram identificados 19 produtos de tratamento. As abordagens terapêuticas mais antigas centram-se no controlo da dor, na prevenção de infecções e na resolução da inflamação, enquanto as estratégias actuais modulam a angiogénese e a formação de tecido de granulação. Estes últimos armamentários utilizam produtos à base de sangue, como o plasma rico em plaquetas, empregando tecnologia laser e ultra-sons que iniciam e propagam a regeneração dos tecidos. Embora as provas apoiem uma abordagem regenerativa para a cicatrização de alvéolos secos, prevalece a antiga modalidade de tratamento que controla a infeção, a inflamação e a dor.

22. **Jadhav AN, Shushma G, Deshmukh VD. (2022)**[52] avaliou um total de 200 pacientes (100 no grupo de controlo e 100 no grupo de estudo) que se apresentaram para TMS e foram distribuídos aleatoriamente. Após a cirurgia, o AT embebido em espuma de gel foi colocado no alvéolo e suturado no grupo de estudo, enquanto no grupo de controlo o encerramento foi feito por sutura. Os doentes foram seguidos subsequentemente para observar a incidência de AO, a gravidade da dor e a duração da cicatrização após AO. A AT reduz significativamente a incidência de OA, para além de reduzir a gravidade da dor e melhorar a cicatrização. Recomendamos a utilização rotineira da AT, devido aos seus surpreendentes benefícios.

23. **Assari AS et al (2022)**[53] teve como objetivo avaliar prospectivamente e comparar a eficácia de Alvogyl e Cutanplast como curativos intra-alveolares para o gerenciamento da dor associada à extração e incidência de alvéolo seco. Todos os pacientes que foram

submetidos à extração de dentes maxilares e mandibulares e preencheram nossos critérios de inclusão e exclusão de fevereiro de 2021 a outubro de 2021 foram incluídos em nosso estudo. Os pacientes que foram diagnosticados com dor pós-operatória após a extração dentária foram alocados aleatoriamente em três grupos: Grupo A (Alvogyl), Grupo B (Cutanplast) e Grupo C (placebo). O alívio da dor e a cicatrização do alvéolo foram comparados entre estes grupos. Os dados recolhidos foram analisados utilizando o teste do Qui-quadrado e o teste Z de proporcionalidade. O Alvogyl foi superior aos outros medicamentos no alívio inicial da dor, e a incidência de alveolite seca foi significativamente menor do que nos grupos Cutanplast e placebo ($p<0,05$). No entanto, a cicatrização da ferida não foi estatisticamente significativa entre os grupos A, B e C ($p>0,05$). O Alvogyl continua a ser o material de eleição em termos de alívio da dor, cicatrização da ferida e baixa incidência de alveolite seca. Além disso, não foram detectadas diferenças estatisticamente significativas entre os grupos no que diz respeito à informação biográfica, localização e condição do dente extraído, presença de uma patologia radiológica ou tipo de procedimento de extração. Além disso, quer se trate da primeira extração ou não, Alvogyl e Cutanpast são comparáveis na gestão da dor pós-operatória como materiais de penso intra-alveolar.

24. **Khan ZA et al (2022)**[54] concluiu que uma mistura de pó e óleo *de Nigella sativa* é o material de penso mais eficaz para a gestão de alvéolos secos em comparação com Alvogyl. Proporciona um alívio imediato e completo da dor e um menor número de visitas repetidas.

25. **Alabdullah M, Kara Beit ZZ, Shehada A. (2023)**[55] afirmou que a alveolite seca é uma das complicações mais comuns que ocorrem após a extração de um dente

permanente, mas apesar da sua elevada incidência, não existe um tratamento estabelecido para esta condição. O óleo de Nigella sativa tem propriedades anti-inflamatórias e melhora a cicatrização de feridas. Assim, decidimos realizar um estudo para avaliar a eficácia do óleo de Nigella sativa no contexto de alvéolos secos. Objetivo do estudo Este estudo tem como objetivo avaliar o efeito de um penso de óleo de Nigella Sativa em comparação com um penso de Eugenol para o tratamento de alvéolos secos em termos de aceleração da cicatrização dos tecidos moles e redução da intensidade da inflamação. Materiais e métodos Um total de 36 pacientes (19 homens, 17 mulheres), com idades compreendidas entre os 20 e os 50 anos, 40 alvéolos com osteíte alveolar, distribuídos aleatoriamente em 20 alvéolos para cada grupo. No primeiro grupo, foi utilizado Eugenol com um suporte de Gelfoam, no segundo grupo, foi utilizado óleo de Nigella Sativa com um suporte de Gelfoam e após irrigação abundante com solução salina normal em ambos os grupos. A cicatrização dos tecidos moles e o grau de inflamação foram monitorizados no terceiro (T1) e sétimo (T2) dias. Resultados Os resultados do nosso estudo mostraram superioridade clínica e estatística a favor do grupo do óleo de Nigella Sativa em comparação com o grupo do Eugenol no tempo T2, em que o valor de P foi inferior a 0,05. Conclusões Dentro dos limites do nosso estudo, verificámos que o óleo de Nigella Sativa conduziu a uma melhor cicatrização dos tecidos moles e reduziu a intensidade da inflamação no contexto da alveolite seca, tendo sido superior em termos de eficácia ao Eugenol, pelo que recomendamos a sua utilização no tratamento da alveolite seca.

MATERIAIS E METODOLOGIA

Este estudo prospetivo comparativo foi realizado no departamento de Cirurgia Oral e Maxilofacial, no I.T.S. Centre for Dental Studies and Research em Ghaziabad, entre outubro de 2022 e março de 2023. Os casos de osteíte alveolar foram selecionados após a obtenção da aprovação do comité de investigação e ética no que diz respeito aos critérios de inclusão e exclusão com base nos critérios de diagnóstico.

CARACTERÍSTICAS S	DESCRIÇÃO
Sintomas	o Dor contínua do tipo latejante o Irradiação para o ouvido, têmporas e pescoço o Início da dor 1-3 dias após a extração o Sabor desagradável o Mau hálito o Dor não aliviada após medicação
Sinais	o Sem coágulos de sangue o Raízes infectadas ou retidas o Inchaço localizado o Linfadenopatia

CRITÉRIOS DE INCLUSÃO

- Pacientes diagnosticados com osteíte alveolar
- Doentes com ASA Classe I e II
- Doentes com idades compreendidas entre os 18 e os 60 anos

CRITÉRIOS DE EXCLUSÃO

- Doentes com diabetes não controlada
- Doentes com hipertensão não controlada
- Doentes sob terapêutica com esteróides
- Mulheres grávidas
- Mães lactantes
- Pacientes com comunicação oro-antral
- Doentes com infeção crónica ou inflamação do alvéolo
- Doentes que não querem assinar o formulário de consentimento informado

- Foram recrutados 20 doentes e divididos em dois grupos:
    - O GRUPO A (10 doentes) foi tratado com um penso de óxido de zinco e eugenol.
    - O GRUPO B (10 pacientes) foi tratado com um curativo de cúrcuma e solução salina normal.

Método de avaliação:

Dor na Escala Visual Analógica:

Após cada procedimento, os doentes assinalaram um questionário constituído por uma escala visual analógica de 10 unidades relativa à dor, tal como mencionado no formulário. Foi solicitado aos pacientes que respondessem ao questionário na primeira visita após a inserção imediata do curativo, no terceiro e quinto dias pós-inserção e em dias alternados subsequentes até que ocorresse a cicatrização. Foram efectuadas três leituras consecutivas e a média destas três leituras constituiu a leitura de base para esse parâmetro. Do mesmo modo, foram registadas três leituras para cada parâmetro no dia da notificação dos doentes, no primeiro dia após a inserção do penso, no segundo dia e no quarto dia, e a média desse parâmetro foi comparada com a leitura da linha de base. Os dados assim obtidos foram analisados estatisticamente com a ajuda do teste do qui-quadrado e do software SPSS, de acordo com os requisitos dos dados. Foram também registados outros factores, por exemplo, o número de compressas necessárias para aliviar completamente os sintomas e o tempo necessário para alcançar a cura clínica.

Osso Necrótico:

A presença ou ausência de osso necrótico foi avaliada visualmente com base na cor do osso exposto, que varia entre o castanho e o preto. O aspeto normal do osso é descrito como branco a amarelo na cavidade seca.

Descarga de pus:

A presença ou ausência de descarga de pus foi avaliada com base na descarga purulenta da lesão de alvéolo seco.

ARMAMENTARIUM

1. Rizoma de curcuma (FIG: 2)
2. Moedor
3. Peneira
4. Óxido de zinco em pó (FIG: 4)
5. Eugenol líquido (FIG: 5)
6. Gaze esterilizada
7. Solução salina normal (0,9% NaCl) (FIG: 3)
8. Sonda
9. Espelho
10. Pinças
11. Retractor de bochecha
12. Laje de vidro
13. Espátula de mistura de cimento

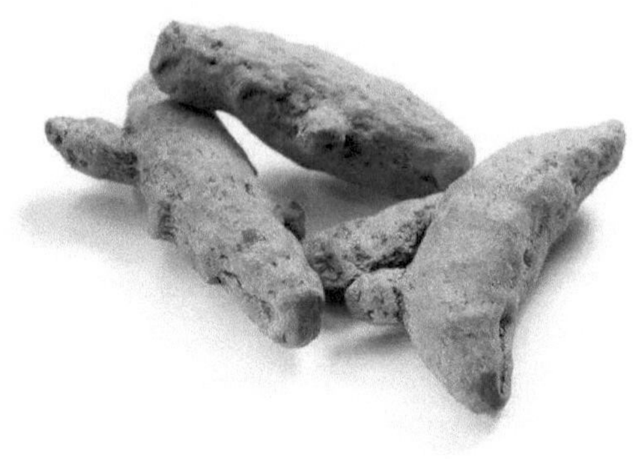

FIG. 2: RIZOMA DE CURCUMA

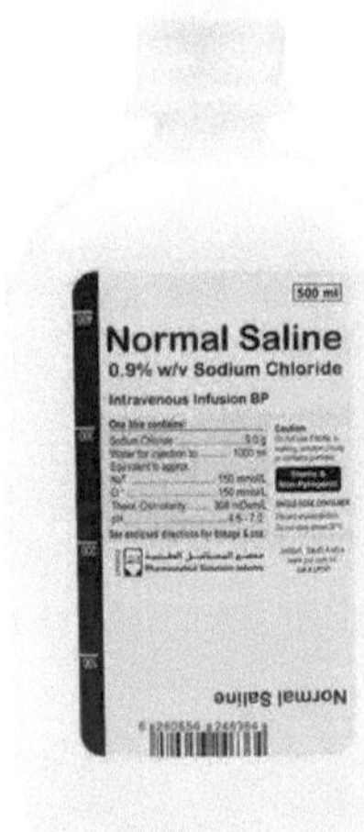

FIG. 3: SOLUÇÃO SALINA NORMAL (0,9% NACL)

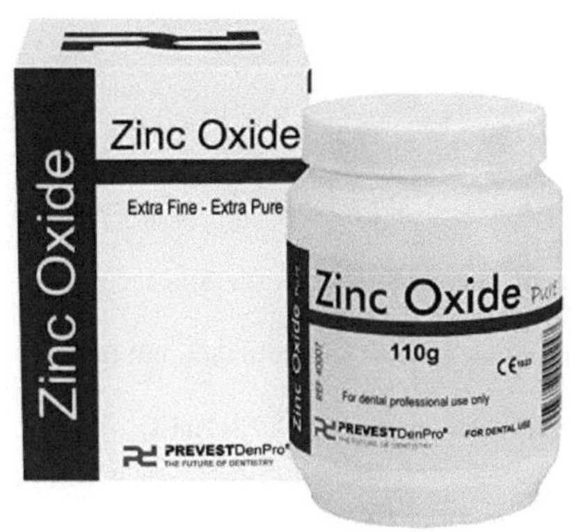

FIG. 4: PÓ DE ÓXIDO DE ZINCO

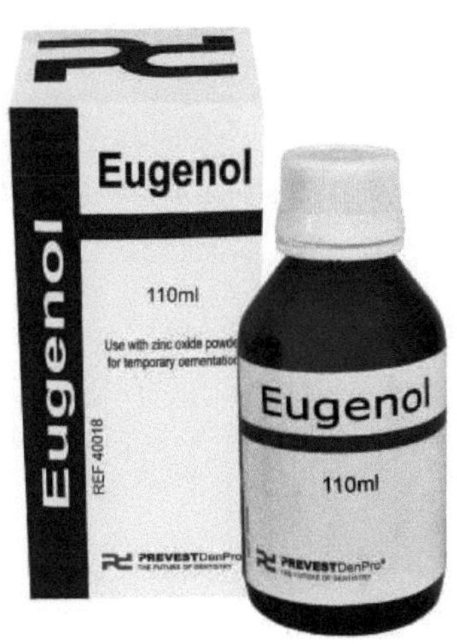

FIG. 5: EUGENOL LÍQUIDO

PROCEDIMENTO

- PREPARAÇÃO DE UM MOLHO DE CURCUMA:

O rizoma seco de C longa (Haldi) recolhido no mercado local foi esmagado até se transformar em pó com uma misturadora mecânica e obteve-se um pó fino depois de peneirado. Este pó foi armazenado e foi preparado um penso fresco utilizando um calibre esterilizado e uma solução salina normal (0,9% NaCl).

- PREPARAÇÃO DO PENSO DE ÓXIDO DE ZINCO EUGENOL:

1 colher de pó de ZOE foi misturada com 4 gotas de líquido EUGENOL numa placa de vidro com uma espátula de mistura de cimento para obter uma consistência de massa, e um pedaço de gaze esterilizada foi impregnado com a mistura recém-preparada para obter um penso de tamanho adequado.

- Após a irrigação com soro fisiológico, o alvéolo cirúrgico foi tapado com um penso.

- Este penso foi efectuado nos dias 0, 2 e 4.

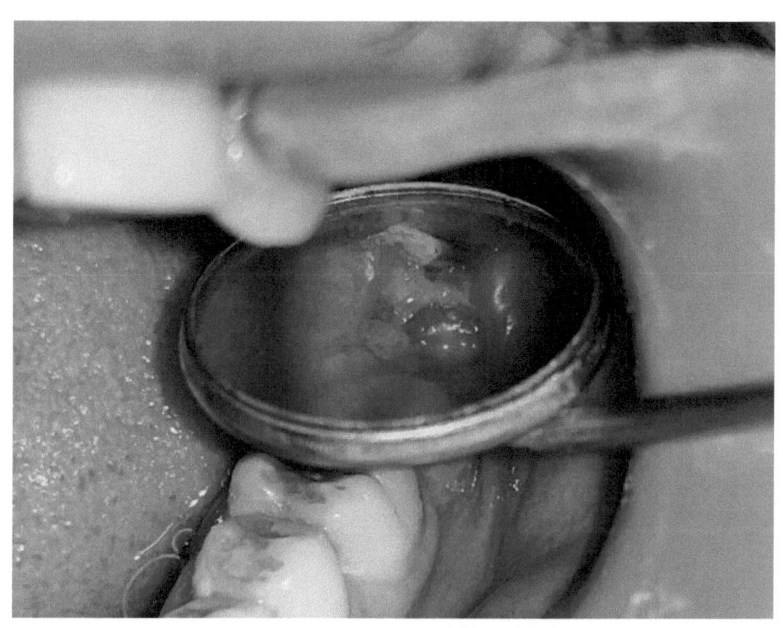

FIG. 6 A: FERIDA DE ALVÉOLO SECO

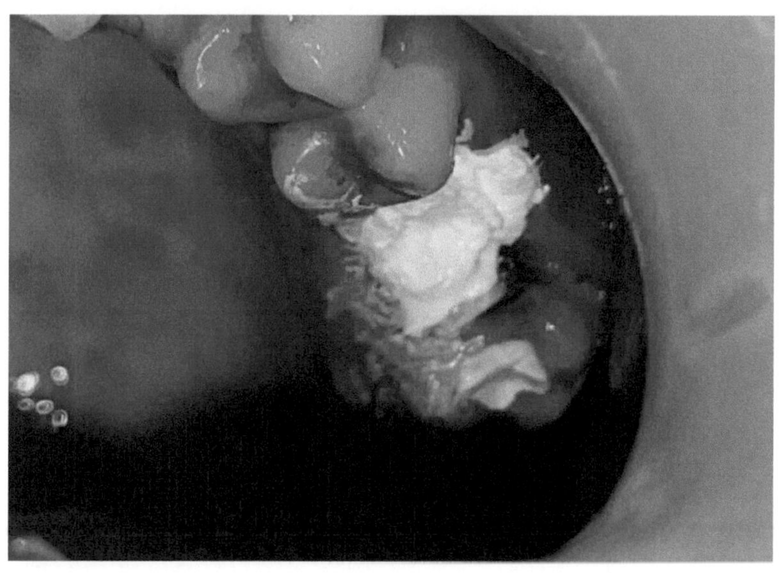

FIG. 6 B: FERIDA DE ALVÉOLO SECO TRATADA COM PENSO ZOE

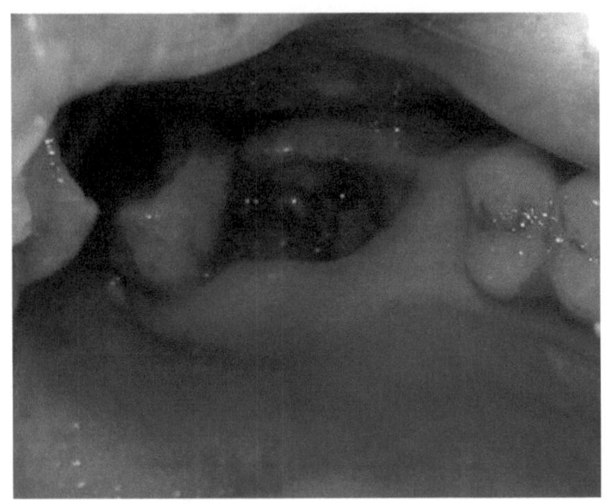

FIG. 7 A: FERIDA DE ALVÉOLO SECO

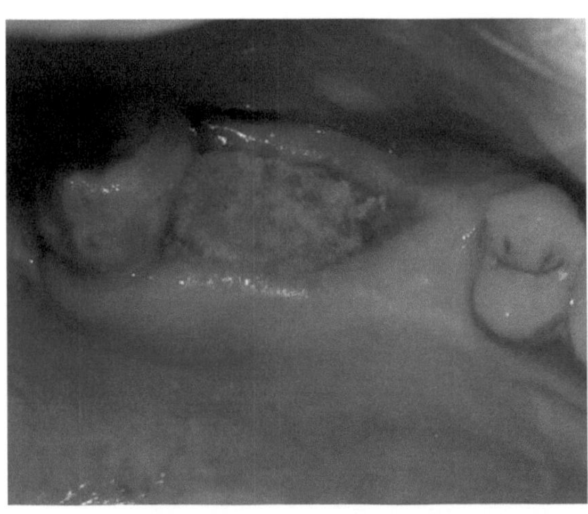

FIG. 7 B: FERIDA DE ALVÉOLO SECO TRATADA COM UM PENSO DE CURCUMA

ANÁLISE ESTATÍSTICA

O procedimento estatístico foi efectuado em duas etapas:

1. Compilação e apresentação de dados:

Todos os dados foram combinados de forma totalmente assimétrica, foram transformados a partir do Proforma, que foi inicialmente recodificado no sistema informático, e foi elaborado um gráfico principal numa folha de Excel. Os dados totais foram distribuídos de forma significativa e apresentados sob a forma de quadros individuais, juntamente com gráficos.

2. Análise estatística:

Foi efectuada uma análise estatística descritiva para o presente estudo. Os resultados foram obtidos para medidas contínuas e os dados foram registados. Foram apresentados com a ajuda da média + DP e também os resultados baseados na medição de categorias são indicados em números (%). A significância é calculada para um nível de significância de 5%. O teste do qui-quadrado foi utilizado para avaliar os parâmetros do estudo numa escala ordinal em 2 ou mais de dois grupos.

RESULTADOS

Este estudo prospetivo e aleatório foi realizado no departamento de Cirurgia Oral e Maxilofacial, no I.T.S. Centre for Dental Studies and Research em Ghaziabad, entre outubro de 2022 e março de 2023. Um número total de 20 pacientes incluídos neste estudo, dos quais 13 eram do sexo masculino e 7 eram do sexo feminino, o que correspondia a 65% e 35%, respetivamente. Os doentes tinham idades compreendidas entre 22 e 58 anos, com uma idade média de 40,70 ± 11,136.

A pontuação inicial da dor para os doentes do grupo A tem uma média de 7,70 ± 2,452, ao passo que para o grupo B é de 8,20 ± 1,135. A pontuação da dor no dia 2 para o grupo A é registada como sendo 3,80 ± 1,751 e para o grupo B é 5,80 ± 1,229. A pontuação da dor no dia 4 para o grupo A é de 0,90 ± 0,994 e para o grupo B é de 2,70 ± 1,160. O valor de p da pontuação da dor no dia 0, ou seja, na linha de base, é de 0,566, enquanto no dia 2 é de 0,008 e no dia 4 é de 0,002. O valor de p mostra uma diferença significativa entre o dia 0 e o dia 2, ao passo que não há diferença significativa entre o dia 0 e o dia 4.

Na linha de base o grupo A apresentava 5 doentes em 10 com presença de osso necrótico (correspondendo a 50%), e o grupo B apresentava 6 doentes em 10 com presença de osso necrótico (correspondendo a 60%). No dia 2 o grupo A apresentava 6 pacientes em 10 com presença de osso necrótico (correspondendo a 60%), e o grupo B apresentava 8 pacientes em 10 com presença de osso necrótico (correspondendo a 80%). No 4º dia o grupo A apresentava 2 doentes em 10 com presença de osso necrótico (correspondendo a 20%), e o grupo B apresentava 4 doentes em 10 com presença de osso necrótico (correspondendo a 40%). Os valores de p para a presença ou ausência de osso necrótico são de 0,653 na linha de base, 0,329 no 2º e 4º dia. Não existe uma diferença significativa entre os dois grupos.

Na linha de base, o grupo A apresentava 3 doentes em 10 com presença de secreção com pus (correspondendo a 30%) e o grupo B apresentava 4 doentes em 10 com presença de secreção com pus (correspondendo a 40%). No dia 2, o grupo A apresentava 3 doentes em 10 com presença de secreção com pus (correspondendo a 30%) e o grupo B apresentava 4 doentes em 10 com presença de secreção com pus (correspondendo a 40%). No dia 4, o grupo A apresentava 1 doente em cada 10 com presença de pus (correspondendo a 10%) e o grupo B apresentava 2 doentes em cada 10 com presença de pus (correspondendo a 20%). Os valores de p para a presença ou ausência de secreção com pus na linha de base e no dia 2 é de 0,639 e no dia 4 é de 0,531. Não existe uma diferença significativa entre estes grupos.

		Frequência	Percentagem	Percentagem válida	Percentagem acumulada
Válido	F	13	65.0	65.0	65.0
	M	7	35.0	35.0	100.0
	Total	20	100.0	100.0	

Quadro 1: mostra a distribuição por sexo da dimensão da amostra

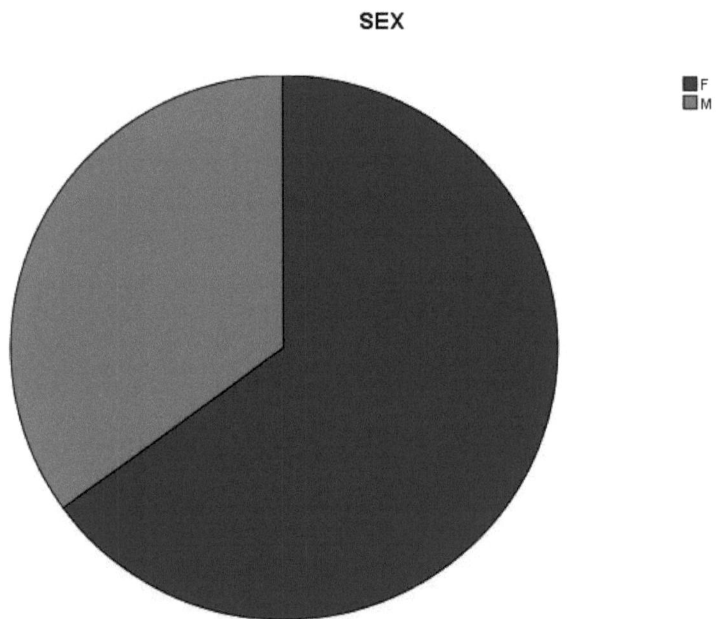

Gráfico 1: O gráfico de pizza mostra a distribuição por sexo do tamanho da amostra

	N	Mínimo	Máximo	Média	Desvio Std. Desvio
IDADE	20	22	58	40.70	11.136
N válido (lista)	20				

Quadro 2: mostra a distribuição etária da amostra

	GRUPO	N	Média	Desvio Std. Desvio	Erro Std. Média
DOR DIA0	Grupo A	10	7.70	2.452	.775
	Grupo B	10	8.20	1.135	.359
DOR DIA2	Grupo A	10	3.80	1.751	.554
	Grupo B	10	5.80	1.229	.389
DOR DIA4	Grupo A	10	.90	.994	.314
	Grupo B	10	2.70	1.160	.367

Tabela 3: mostra as pontuações de dor na escala VAS nos dias 0, 2 e 4.

	t	df	Valor P	Diferença média	Erro Std. Diferença	Intervalo de confiança de 95% da diferença	
						Inferior	Superior
DOR DIA0	-.585	18	.566	-.500	.854	-2.295	1.295
DOR DIA2	-2.956	18	.008	-2.000	.677	-3.421	-.579
DOR DIA4	-3.726	18	.002	-1.800	.483	-2.815	-.785

Quadro 4: apresenta os resultados do teste t para a igualdade de médias

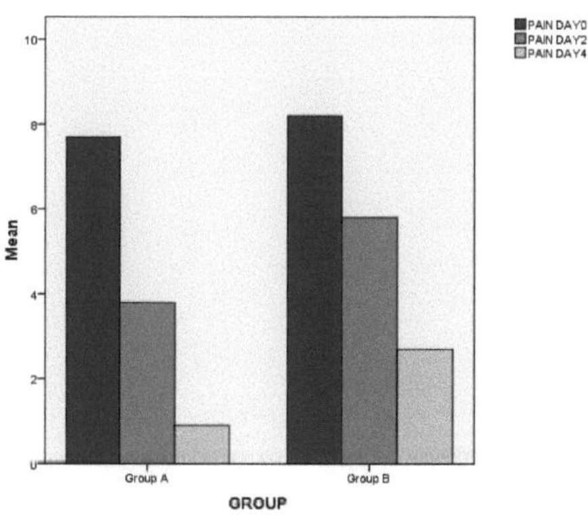

Gráfico 2: O gráfico de barras mostra as pontuações de dor na escala VAS nos dias 0, 2 e 4.

			OSSO NECRÓTICO DIA 0		
			Ausente	Presente	Total
GRUPO	Grupo A	Contagem	5	5	10
		% dentro do GRUPO	50.0%	50.0%	100.0%
	Grupo B	Contagem	4	6	10
		% dentro do GRUPO	40.0%	60.0%	100.0%
Total		Contagem	9	11	20
		% dentro do GRUPO	45.0%	55.0%	100.0%

Tabela 5: mostra a presença ou ausência de osso necrótico no dia 0

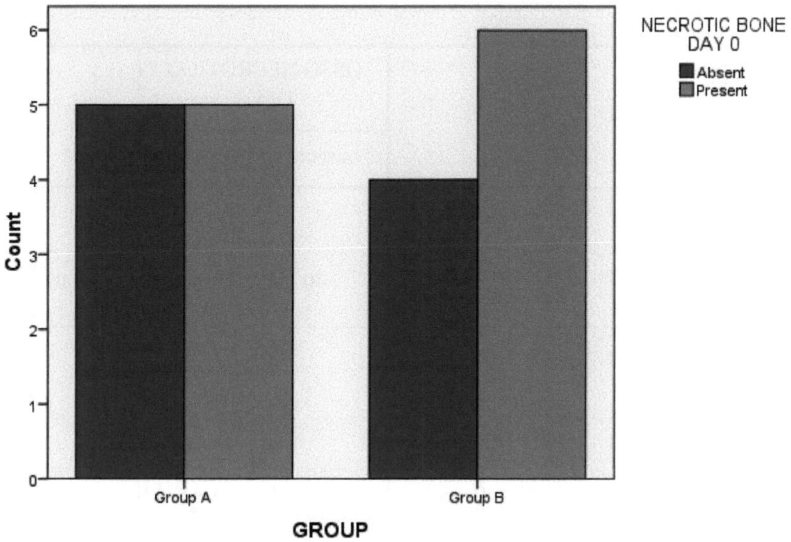

Gráfico 3: O gráfico de barras mostra a presença ou ausência de osso necrótico no dia 0

			OSSO NECRÓTICO DIA 2		Total
			Ausente	Presente	
GRUPO	Grupo A	Contagem	4	6	10
		% dentro do GRUPO	40.0%	60.0%	100.0%
	Grupo B	Contagem	2	8	10
		% dentro do GRUPO	20.0%	80.0%	100.0%
Total		Contagem	6	14	20
		% dentro do GRUPO	30.0%	70.0%	100.0%

Tabela 6: mostra a presença ou ausência de osso necrótico no dia 2

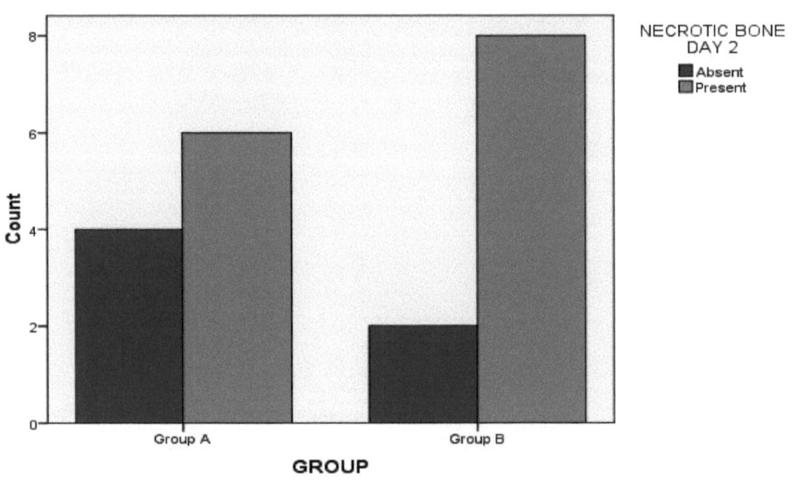

Gráfico 4: O gráfico de barras mostra a presença ou ausência de osso necrótico no dia 2

			OSSO NECRÓTICO DIA 4		Total
			Ausente	Presente	
GRUPO	Grupo A	Contagem	8	2	10
		% dentro do GRUPO	80.0%	20.0%	100.0%
	Grupo B	Contagem	6	4	10
		% dentro do GRUPO	60.0%	40.0%	100.0%
Total		Contagem	14	6	20
		% dentro do GRUPO	70.0%	30.0%	100.0%

Tabela 7: mostra a presença ou ausência de osso necrótico no dia 4.

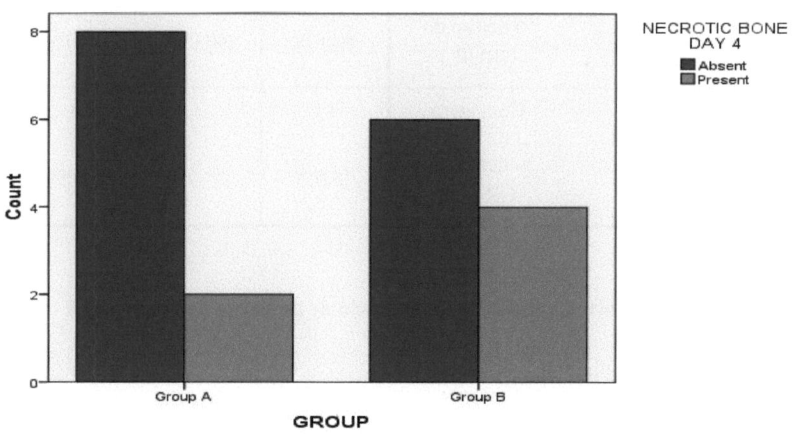

Gráfico 5: O gráfico de barras mostra a presença ou ausência de osso necrótico no 4º dia.

Dia pós-operatório	valor de p
Dia 0	0.653
Dia 2	0.329
Dia 4	0.329

Tabela 8: mostra o valor de p do osso necrótico no Dia 0, Dia 2 e Dia 4 do pós-operatório de acordo com o teste do Qui-quadrado.

			PUS DIA DE ALTA0		
			Ausente	Presente	Total
GRUPO	Grupo A	Contagem	7	3	10
		% dentro do GRUPO	70.0%	30.0%	100.0%
	Grupo B	Contagem	6	4	10
		% dentro do GRUPO	60.0%	40.0%	100.0%
Total		Contagem	13	7	20
		% dentro do GRUPO	65.0%	35.0%	100.0%

Tabela 9: mostra a presença ou ausência de descarga de pus no dia 0

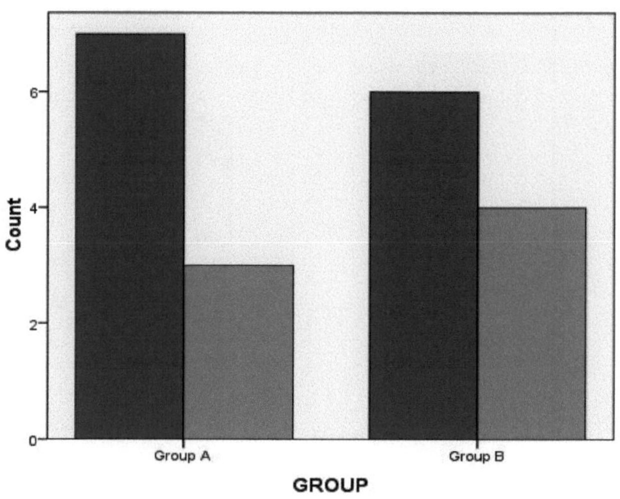

Gráfico 6: O gráfico de barras mostra a presença ou ausência de descarga de pus no Dia 0

			PUS DIA DE ALTA2		
			Ausente	Presente	Total
GRUPO	Grupo A	Contagem	7	3	10
		% dentro do GRUPO	70.0%	30.0%	100.0%
	Grupo B	Contagem	6	4	10
		% dentro do GRUPO	60.0%	40.0%	100.0%
Total		Contagem	13	7	20
		% dentro do GRUPO	65.0%	35.0%	100.0%

Tabela 10: mostra a presença ou ausência de descarga de pus no dia 2

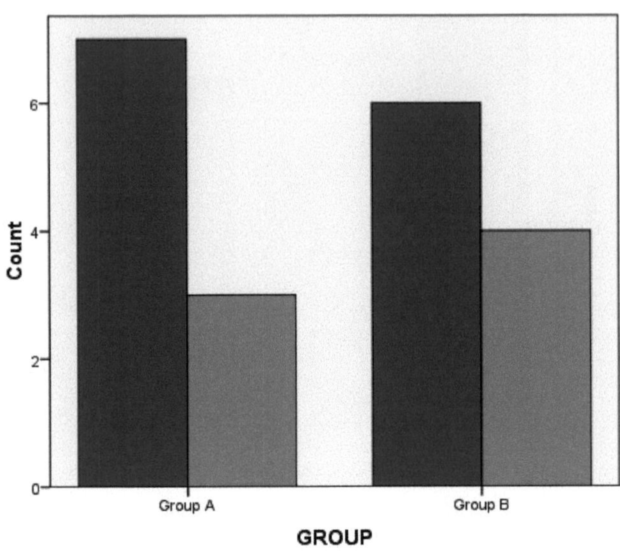

Gráfico 7: O gráfico de barras mostra a presença ou ausência de descarga de pus no dia 2

			PUS DIA DE ALTA4		Total
			Ausente	Presente	
GRUPO	Grupo A	Contagem	9	1	10
		% dentro do GRUPO	90.0%	10.0%	100.0%
	Grupo B	Contagem	8	2	10
		% dentro do GRUPO	80.0%	20.0%	100.0%
Total		Contagem	17	3	20
		% dentro do GRUPO	85.0%	15.0%	100.0%

Tabela 11: mostra a presença ou ausência de descarga de pus no dia 4

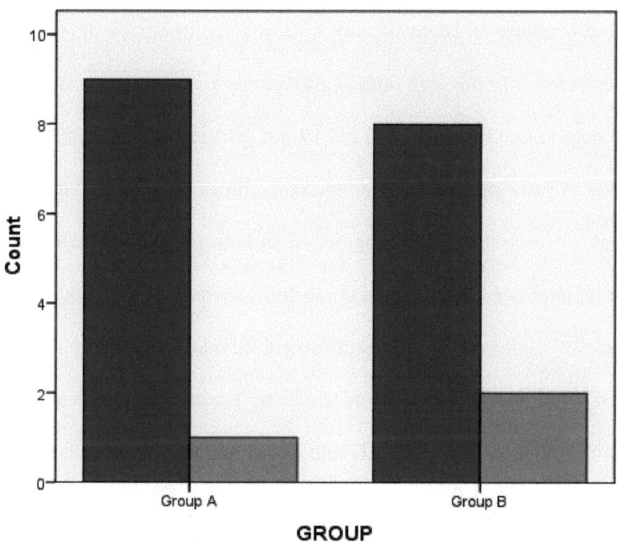

Gráfico 8: O gráfico de barras mostra a presença ou ausência de descarga de pus no dia 4

Dia pós-operatório	valor de p
Dia 0	0.639
Dia 2	0.639
Dia 4	0.531

Tabela 12: mostra o valor de p da descarga de pus no Dia 0, Dia 2 e Dia 4 do pós-operatório de acordo com o teste do Qui-quadrado.

DISCUSSÃO

De acordo com o estudo de Blum IR, em 2002, a alveolite seca é uma complicação clínica importante, caracterizada por dor intensa que começa no segundo ou terceiro dia após a extração dos dentes, que foi observada em 19 dos 20 pacientes da população da amostra do presente estudo. A principal causa da complicação clínica pode ser atribuída a um aumento da fibrinólise, que leva à dissolução do coágulo. Alguns dos medicamentos anti-fibrinolíticos têm a capacidade de diminuir a prevalência de alvéolos secos quando colocados topicamente no local da extração. A dor do alvéolo seco ocorre devido à libertação de cininas que estão imediatamente disponíveis após o trauma tecidular, à exposição das terminações nervosas ao ar, alimentos e fluidos no osso nu do alvéolo de extração e ao processo infecioso que liberta activadores tecidulares e mediadores da dor.[2]

A dor começa 24-72 horas após a extração. Varia em frequência e intensidade e irradia para o ouvido e pescoço. Podem estar presentes dores de cabeça, insónias e tonturas. Não é caracterizada por vermelhidão, inchaço, febre ou formação de pus, mas está presente edema da gengiva circundante e linfadenite regional. Há halitose acentuada e gosto desagradável. [5] Estes resultados foram positivos em 15 dos 20 doentes da população do presente estudo.

Todas as provas clínicas e histológicas sustentam que a Osteíte Alveolar resulta de uma cicatrização perturbada da ferida de extração. Na maioria dos casos, quando administrados atempadamente, os alvéolos secos desaparecem em vários dias após o tratamento conservador ou cirúrgico. Nalguns casos raros, as medidas aplicadas são insuficientes e as queixas do paciente podem continuar durante vários meses, o que requer um tratamento cirúrgico especializado.[55]

Os métodos de tratamento da alveolite seca podem ser divididos em três grupos: 1.) Conservador - Lavagem da alveolite com diferentes soluções anti-sépticas e antibacterianas;

colocação de medicação com componentes antibacterianos, analgésicos e antifibrinolíticos; terapia laser (Low Level Laser Therapy -LLLT), etc. 2.) Terapia cirúrgico-conservativa - anestesia e curetagem do alvéolo para remoção dos tecidos necróticos e infectados, juntamente com o coágulo de sangue dissolvido; colocação de um penso medicamentoso no alvéolo; sutura do alvéolo. 3.) Tratamento cirúrgico radical - anestesia e curetagem do alvéolo para remover os tecidos duros e moles necróticos e infectados; cobertura plástica do alvéolo com um retalho mucoperiosteal com tecidos adjacentes. Quando necessário, o tratamento local é combinado com uma toma sistemática de antibióticos e analgésicos durante um período de 5 a 10 dias. [2] O presente estudo emprega o tratamento conservador da osteíte alveolar, com o uso do curativo ZOE, que mostrou boa cicatrização em 9 de 10 pacientes, de acordo com os protocolos do presente estudo e, portanto, os resultados são semelhantes aos da literatura.

A maioria dos autores relatou o local específico de ocorrência da alveolite seca, e a área dos molares inferiores foi apontada como o local mais frequentemente afetado.[6] É de salientar que não existe qualquer prova científica da escassez de fornecimento de sangue devido a uma estrutura anatómica típica em torno dos alvéolos dos molares inferiores, nem qualquer prova que demonstre qualquer tipo de ligação entre a insuficiência de fornecimento de sangue e a alveolite seca.[56] Amaratunga e Senaratne sugeriram fortemente que o aumento da densidade óssea, o fornecimento insuficiente de sangue e uma capacidade reduzida de produção de tecido de granulação são responsáveis pela alveolite seca no local mandibular, o que poderia explicar uma maior incidência de alveolite seca após a extração dos terceiros molares, seguida dos primeiros e segundos molares.[57] A população estudada no presente estudo representa números semelhantes, tendo sido registados 7 de 20 casos após a extração de terceiros molares inferiores.

Também foi sugerido que o aumento da incidência de alveolite seca nos terceiros molares acima mencionado poderia dever-se à dificuldade das extracções.[58] Poder-se-ia explicar que,

em primeiro lugar, o trauma durante as extracções difíceis, que envolvem traumas extensos nos tecidos e no osso, pode libertar os activadores tecidulares secundários à inflamação óssea.[59] A segunda razão pode ser a diminuição da perfusão do sangue devido à constrição ou trombose dos vasos sanguíneos. Uma lesão de alvéolo seco pode apresentar-se de tal forma que o osso no interior do alvéolo está exposto, mas não há osso exposto no perímetro oclusal do alvéolo, e todo o osso exposto está abaixo da localização projectada da superfície oclusal do alvéolo quando este eventualmente cicatrizar. O osso do alvéolo pode estar completamente exposto ou coberto por restos de comida ou material bacteriano fracamente aglomerado. Pode haver alguma cicatrização, que é exibida pelo estreitamento do diâmetro oclusal do alvéolo por crescimento epitelial. [42] O que também foi evidente na população da amostra do presente estudo, 12 dos 20 casos de osteíte alveolar exibidos na região dos molares inferiores.
Noutro estudo realizado por Majati SS et al. em 50 pacientes com osteíte alveolar clinicamente confirmada. A faixa etária era de 15 a 65 anos, com uma média de 32,78 anos. A prevalência de alvéolos secos foi maior nos alvéolos mandibulares, ou seja, em 35 dos 50 casos. A incidência foi maior na região do terceiro molar inferior, seguida das regiões do 2nd e do 1st molar, respetivamente. Observou-se que as extracções traumáticas tinham uma maior tendência para o desenvolvimento de alvéolos secos, conforme observado em 19 casos. Maiati SS, num estudo com 50 pacientes, concluiu a eficácia dos grânulos de dextranómero no tratamento precoce da dor. Os indivíduos foram distribuídos aleatoriamente pelo Grupo A, no qual foi administrado o medicamento ZOE, e pelo Grupo B, no qual foi administrado o medicamento Dextranomer. Os resultados significativos mostraram que o medicamento de dextranómero é melhor. Foram observadas melhores caraterísticas de manuseamento e não foram observadas reacções alérgicas.[60]

Vezeau et al concluíram que os antibióticos de largo espetro - tetraciclina e clindamicina - provaram ser melhores na prevenção. Além disso, substâncias reabsorvíveis, como por exemplo a celulose Methvl, actuam como estabilizadores do coágulo. Os antibióticos profilácticos também diminuíram a ocorrência de alveolite seca. As penicilinas também são eficazes no controlo da osteíte alveolar.[61]

Kumar et al. afirmaram que a osteíte alveolar é raramente observada antes dos 18 anos de idade, porque a medula óssea é do tipo hemopoiético e, após os 40 anos, a medula óssea muda para medula gorda, pelo que a incidência de alveolite fibrinolítica é mínima ou nula devido à ausência de um ativador de tecido estável.[62, 63]

Testes exaustivos in vitro e in vivo mostraram que a curcuma inibe a atividade da ornitina descarboxilase epidérmica induzida quimicamente, a síntese de ADN epidérmico e a promoção de tumores cutâneos em ratos.[64] A curcuma também reduz o edema da pele de ratos e patas de ratos induzido pelo ácido araquidónico e inibe marcadamente a atividade da lipoxigenase e da ciclo-oxigenase epidérmicas in vitro, tal como referido em alguns estudos.[65] A ingestão de curcuma demonstrou um efeito bacteriostático ou bactericida contra organismos envolvidos na colecistite e tem sido utilizada para tratar infecções biliares em seres humanos. A aplicação tópica de pasta de curcuma mostrou bons resultados em feridas e lesões.[65] No presente estudo, 8 de 10 pacientes apresentaram boa cicatrização no grupo de curativos de cúrcuma.

Foi demonstrado que a curcuma ajuda no tratamento de úlceras crónicas através do seguinte mecanismo 1) melhoria da microcirculação 2) estimulação da angiogénese 3) promoção da formação de tecido de granulação, 4) aceleração da reepitelização. Todas as feridas no seu estudo exibiram o padrão típico de cicatrização de feridas, com uma contração mínima da ferida observada durante a fase inicial de atraso, seguida de um aumento rápido da contração da ferida durante a fase proliferativa no sexto dia hoje[66] . Foi referido que, com a utilização tópica ou oral de curcuma, o tamanho da ferida diminuiu significativamente durante a fase proliferativa quando comparado com o tamanho da ferida tratada com solução salina. O presente estudo mostra que a aplicação tópica de cúrcuma pode melhorar a cicatrização e a contração da ferida quando comparada com a limpeza diária com solução salina e penso ZOE.

Neste estudo, não houve diferença significativa no escore de dor entre o grupo de pacientes tratados com curativo de ZOE e cúrcuma no dia zero, mas houve diferença significativa entre eles no dia 2 e no dia 4, mostrando que ZOE e cúrcuma têm um papel significativo na redução da dor. Considerando que, no dia 0, não houve diferença significativa para a presença de osso necrótico, mas há diferenças significativas no dia 2 e no dia 4, com melhores resultados nos pacientes tratados com o curativo ZOE. Comparando a descarga de pus em ambos os grupos, não há diferença significativa no dia 0 e no dia 2, enquanto no dia 4 há diferença estatística significativa entre os dois grupos, com o grupo de pacientes tratados com ZOE apresentando melhores resultados.

CONCLUSÃO

Este estudo foi realizado para comparar a eficácia do óxido de zinco eugenol e do penso de curcuma no tratamento da osteíte alveolar. Descobrimos que o uso de cúrcuma no local de uma lesão por aplicação tópica promove a cicatrização de feridas. Os resultados do presente estudo indicaram claramente que, embora a cúrcuma tenha afetado positivamente o processo de cicatrização de feridas, o penso de óxido de zinco eugenol é um agente melhor para ser utilizado no tratamento da osteíte alveolar. A cúrcuma é um material mais económico do que o óxido de zinco eugenol. O presente estudo tem um tamanho de amostra muito limitado e um período curto para comentar sobre a eficácia do curativo de cúrcuma no tratamento da osteíte alveolar. Estudos mais extensos com maior tamanho de amostra e maior duração precisam ser realizados para chegar a uma conclusão sobre o mesmo.

BIBLIOGRAFIA

1. Bowe DC, Rogers S, Stassen LF. A gestão de alvéolos secos/osteite alveolar. J Ir Dent Assoc 2011-2012;57:305-10.

2. Blum IR. Perspectivas contemporâneas sobre a alveolite seca (osteíte alveolar): uma avaliação clínica da padronização, etiopatogénese e gestão: uma revisão crítica. Int J Oral Maxillofac Surg 2002;31:309-17.

3. Meechan JG, Macgregor ID, Rogers SN, Hobson RS, Bate JP, Dennison M. O efeito do tabagismo no preenchimento imediato do alvéolo pós-extração com sangue e na incidência de alvéolo doloroso. Br J Oral Maxillofac Surg 1988;26:402-9.

4. Abu Younis MH, Abu Hantash RO. Tomada seca: frequência, quadro clínico e factores de risco num centro de ensino dentário palestiniano. Open Dent J 2011;5:7-12.

5. Nitzan DW. Sobre a génese do "alvéolo seco". J Oral Maxillofac Surg 1983;41:706-10.

6. Birn H. Atividade fibrinolítica em "alvéolos secos". Ata Odontol Scand 1970;28:37-58.

7. Olurotimi AO, Gbotolorun OM, Ibikunle AA, Emeka CI, Arotiba GT, Akinwande JA. Uma avaliação clínica comparativa do efeito da terapia antimicrobiana pré-operatória e pós-operatória nas sequelas pós-operatórias após a extração de terceiros molares inferiores impactados. J Oral Maxillofac Res 2014;5:e2.

8. Lee JY, Do HS, Lim JH, Jang HS, Rim JS, Kwon JJ, et al. Correlação da profilaxia antibiótica e dificuldade de extração com complicações inflamatórias pós-operatórias na cirurgia do terceiro molar inferior. Br J Oral Maxillofac Surg 2014;52:54-7.

9. Reekie D, Downes P, Devlin CV, Nixon GM, Devlin H. A prevenção da "alveolite seca" com metronidazol tópico na prática dentária geral. Br Dent J 2006;200:210-3; quiz 226.

10. Medcalf RL. Fibrinólise, inflamação e regulação do sistema de ativação do plasminogénio. J Thromb Haemost 2007;5 Suppl 1:132-42.

11. Serratì S, Margheri F, Bruschi S, D'Alessio S, Pucci M, Fibbi G, et al. Activadores e inibidores do plasminogénio tipo 1 na osteíte alveolar. Eur J Oral Sci 2006;114:500-3.

12. Berri F, Rimmelzwaan GF, Hanss M, Albina E, Foucault-Grunenwald ML, Lê VB, et al. O plasminogénio controla a inflamação e a patogénese das infecções pelo vírus da gripe através da fibrinólise. PLoS Pathog 2013;9:e1003229.

13. Syrovets T, Lunov O, Simmet T. Plasmina como ativador de células pró-inflamatórias. J Leukoc Biol 2012;92:509-19.

14. Li Q, Laumonnier Y, Syrovets T, Simmet T. Plasmin triggers cytokine induction in human monocyte-derived macrophages. Arterioscler Thromb Vasc Biol 2007;27:1383.

15. Moore EE, Moore HB, Gonzalez E, Chapman MP, Hansen KC, Sauaia A, et al. Encerramento da fibrinólise pós-lesão: justificação para o ácido tranexâmico seletivo. J Trauma Acute Care Surg 2015;78(6 Suppl 1):S65-9.

16. Orsi FA, Angerami RN, Mazetto BM, Quaino SK, Santiago-Bassora F, Castro V, et al. Formação reduzida de trombina e fibrinólise excessiva estão associadas a complicações hemorrágicas em pacientes com dengue: um estudo de caso-controle comparando pacientes com dengue com e sem manifestações hemorrágicas. BMC Infect Dis 2013;13:350.

17. van Herrewegen F, Meijers JC, Peters M, van Ommen CH. Prática clínica: a criança com hemorragia. Parte II: distúrbios da hemostase secundária e fibrinólise. Eur J Pediatr 2012;171:207-14.

18. Chapin JC, Hajjar KA. Fibrinólise e o controlo da coagulação sanguínea. Blood Rev 2015;29:17-24.

19. Bowe DC, Rogers S, Stassen LF. A gestão de alvéolos secos/osteíte alveolar. J Ir Dent Assoc 2011-2012;57:305-10.

20. Colby RC. A perspetiva do médico de clínica geral sobre a etiologia, prevenção e tratamento da alveolite seca. Gen Dent 1997;45:461-7; quiz 471-2.

21. Halabí D, Escobar J, Muñoz C, Uribe S. Análise de regressão logística dos factores de risco para o desenvolvimento de osteíte alveolar. J Oral Maxillofac Surg 2012;70:1040-4.

22. Chulani HL. The Law of Medical Negligence (A Lei da Negligência Médica). 1ª ed. Mumbai: Radhakrishan Medical and Educational Trust; 1996:51-83.

23. Savanth SS, Mehta N. In: Savanth SS, Shah RA, Gore D, eds. Text Book & Atlas of Dermatosurgery & Cosmetology. 1ª edição Mumbai: ASCAD; 1996:50-61.

24. Rao SG, Udupa AL, Udupa SL, Rao PGM, Rao Ganesh, Kulkarni DR. Calendula e Hypericum: dois medicamentos homeopáticos que promovem a cicatrização de feridas em ratos. Fitoterapia. 1991;LXII(6):508–510.

25. Dahanukar SA, Kulkarni RA, Rege NN. Farmacologia de plantas medicinais e produtos naturais. Indian J Pharmacol. 2000;32:S81-S118.

26. Menon VP, Sudheer AR. Antioxidant & anti inflammatory properties of curcumin. Adv Exp Med Biol. 2007;595:105-125 [Artigo].

27. Jagetia G, Aggarwal CBB. Spicing up of the immune system by curcumin. J Clin Immunol. 2007;27(1):19-35.

28. White B. D. Z. inquérito clínico, a curcuma alivia a inflamação? J Fam pract. 2011;60(3)155-156 [11 Pari].

29. Tewas D, Eckel J. Role of curcumin in health & diseases. Arch physiol Biochem. 2008;114(2):127-149.

30. Schmidt JM, Greenspoon JS. O gel dérmico para feridas de Aloé vera está associado a um atraso na cicatrização de feridas. Obstet Gynecol. 1991 Jul;78(1):115-7.

31. Sanchis JM, Sáez U, Peñarrocha M, Gay C. Colocação de composto de tetraciclina para prevenir a alveolite seca: um estudo pós-operatório de 200 terceiros molares inferiores impactados. J Oral Maxillofac Surg. 2004 maio;62(5):587-91.

32. Sharma RA, Gescher AJ, Steward WP. Curcumin: the story so far. Eur J Cancer. 2005 Sep;41(13):1955-68.

33. Menon, V.P., Sudheer, A.R. (2007). PROPRIEDADES ANTIOXIDANTES E ANTI-INFLAMATÓRIAS DA CURCUMINA. In: Aggarwal, B.B., Surh, YJ., Shishodia, S. (eds) The Molecular Targets and Therapeutic Uses of Curcumin in Health and Disease. AVANÇOS EM MEDICINA EXPERIMENTAL E BIOLOGIA, vol. 595. Springer, Boston, MA.

34. Jagetia, G.C., Aggarwal, B.B. "Spicing Up" of the Immune System by Curcumin. *J Clin Immunol* **27**, 19-35 (2007).

35. Pari L, Tewas D, Eckel J. Role of curcumin in health and disease (Papel da curcumina na saúde e na doença). Arch Physiol Biochem. 2008 Abr;114(2):127-49.

36. Hita-Iglesias P, Torres-Lagares D, Flores-Ruiz R, Magallanes-Abad N, Basallote-Gonzalez M, Gutierrez-Perez JL. Eficácia do gel de clorexidina versus enxaguamento de clorexidina na redução da osteíte alveolar na cirurgia do terceiro molar inferior. J Oral Maxillofac Surg. 2008 Mar;66(3):441-5.

37. Cardoso CL, Rodrigues MT, Ferreira Júnior O, Garlet GP, de Carvalho PS. Conceitos clínicos da alveolite seca. J Oral Maxillofac Surg. 2010 Aug;68(8):1922-32.

38. Daly B, Sharif MO, Newton T, Jones K, Worthington HV. Intervenções locais para a gestão da osteíte alveolar. Base de dados Cochrane de Revisões Sistemáticas 2012, Edição 12. Art. No.: CD006968

39. Tolstunov L. Influência da irrigação imediata do alvéolo pós-extração no desenvolvimento de osteíte alveolar após a remoção do terceiro molar inferior: um estudo prospetivo de boca dividida, relatório preliminar. Br Dent J. 2012 Dec;213(12):597-601.

40. Taberner-Vallverdú M, Nazir M, Sánchez-Garcés MÁ, Gay-Escoda C. Eficácia de diferentes métodos utilizados para o tratamento da alveolite seca: Uma revisão sistemática. Med Oral Patol Oral Cir Bucal. 2015 Sep 1;20(5):e633-9.

41. Jesudasan JS, Wahab PU, Sekhar MR. Eficácia do gel de clorexidina a 0,2% e de uma pasta à base de eugenol na osteíte alveolar pós-operatória em pacientes que extraíram terceiros molares: um ensaio clínico controlado e aleatório. Br J Oral Maxillofac Surg. 2015 Nov;53(9):826-30.

42. Mamoun J. Etiologia, diagnóstico e técnicas de tratamento clínico de soquetes secos. J Korean Assoc Oral Maxillofac Surg. 2018 Abr;44(2):52-58. doi: 10.5125/jkaoms.2018.44.2.52. Epub 2018 Abr 25. PMID: 29732309; PMCID: PMC5932271.

43. Lone PA, Ahmed SW, Prasad V, Ahmed B. O papel da curcuma no tratamento da osteíte alveolar (alvéolo seco): Um estudo clínico aleatório. J Oral Biol Craniofac Res. 2018 Jan-Abr;8(1):44-47. doi: 10.1016/j.jobcr.2017.08.005. Epub 2017 Sep 1. PMID: 29556463; PMCID: PMC5854555.

44. Abu-Mostafa N, Al-Daghamin S, Al-Anazi A, Al-Jumaah N, Alnesafi A. A influência da aplicação intra-alveolar de mel versus enxaguamento com Clorexidina na incidência de Osteíte Alveolar após a extração de dentes molares. Um ensaio clínico paralelo aleatório. J Clin Exp Dent. 2019;11(10):e871-6.

45. Xiang X, Shi P, Zhang P, Shen J, Kang J. Impacto da fibrina rica em plaquetas na recuperação da cirurgia do terceiro molar mandibular: uma revisão sistemática e meta-análise. BMC Oral Health. 2019 Jul 25;19(1):163.

46. Zhu J, Zhang S, Yuan X, He T, Liu H, Wang J, Xu B. Efeito da fibrina rica em plaquetas no controlo da osteíte alveolar, dor, trismo, cicatrização de tecidos moles e inchaço após a cirurgia do terceiro molar mandibular: uma revisão sistemática actualizada e meta-análise. Int J Oral Maxillofac Surg. 2021 Mar;50(3):398-406.

47. Mugilan R, Jayaswal R, Sowmya R, et al. Effect of curcumin on healing of extraction sockets in type ii diabetic patients- a pilot study. J. Evolution Med. Dent. Sci. 2020;9(13):1045-1049,

48. de la Puente Dongo JL, Grillo R, Bueno BU, Teixeira RG. Eficácia do Mel no Tratamento e Prevenção da Osteíte Alveolar: Revisão Sistemática e Meta-análise. J Maxillofac Oral Surg. 2022 Sep;21(3):1007-1014. doi: 10.1007/s12663-021-01611-3. Epub 2021 Jul 7. PMID: 36274888; PMCID: PMC9474795.

49. Kamal, A., Omar, M., & Samsudin, A.R. (2022). Gestão da tomada seca: Novas técnicas regenerativas emergem enquanto o tratamento antigo prevalece. *Revisão de Odontologia.*

50. Jadhav AN, Shushma G, Deshmukh VD. Eficácia do ácido tranexâmico na prevenção da osteíte alveolar após a remoção cirúrgica do terceiro molar mandibular impactado. Natl J Maxillofac Surg. 2022 Aug;13(Suppl 1):S85-S90.

51. Assari AS, Alrafie HS, Al Ghashim AH, Talic FN, Alahmari AM, Al Manea MY, Alrashdan RY. Eficácia de diferentes materiais de revestimento de alvéolos na dor pós-

operatória após a extração dentária: um ensaio de controlo aleatório. J Med Life. 2022 Aug;15(8):1005-1012.

52. Khan ZA, Prabhu N, Ahmed N, Lal A, Issrani R, Maqsood A, Vohra F, Alam MK. Um Estudo Comparativo sobre Alvogyl e uma Mistura de Óleo e Pó de Semente Preta para Osteíte Alveolar: Um Ensaio Clínico Controlado, Randomizado e Duplo-Cego. Int J Clin Pract. 2022 Feb 28;2022:7756226.

53. Alabdullah M, Kara Beit ZZ, Shehada A. Estudo Clínico Comparativo do Efeito do Óleo de Nigella Sativa na Cicatrização dos Tecidos Moles e na Redução da Inflamação Comparado com o Eugenol no Contexto da Bolha Seca. Cureus. 20

54. Nusair YM, Younis MH. Prevalência, quadro clínico e factores de risco da alveolite seca num centro de ensino dentário da Jordânia. J Contemp Dent Pract. 2007 Mar 1;8(3):53-63.

55. Salman EA, Sabur JJ. O efeito da ciprofloxacina aplicada localmente na taxa de incidência de alveolite seca. Revista científica publicada pela Faculdade de Medicina Dentária - Universidade de Bagdade. 2009:88.

56. Abdellateef A, Elrefai J, AlJadid O, Alabbadi A. Oxigenoterapia hiperbárica no tratamento da dor severa em alvéolos secos. Saudi Dental Journal. 2009;21(1):45-50.

57. Kansakar N, Mahendra H, Acharya S. Estudo comparativo de duas técnicas diferentes para o tratamento de alvéolos secos. Jornal da Faculdade de Medicina de Nepalgunj. 2014;12(1):6-9.

58. Berwick JE, Lessin ME. Efeitos de um enxaguamento oral com gluconato de clorexidina na incidência de osteíte alveolar na cirurgia do terceiro molar inferior. J Oral Maxillofac Surg. 1990 May;48(5):444-8; discussion 449. doi: 10.1016/0278-2391(90)90227-s. PMID: 2329393.

59. Delilbasi C, Saracoglu U, Keskin A; Efeitos do gluconato de clorexidina a 0,2% e da amoxicilina e ácido clavulânico na prevenção da osteíte alveolar após extracções de terceiros molares inferiores. Oral Surg Oral Med Oral Pathol Oral Radio Endod 2002 Mar; 94: 301-4.

60. Majati SS, Kulkarni D, Kotrashetti SM, Lingaraj J B, Janardhan S. Estudo dos grânulos de dextranómero no tratamento da Osteíte Alveolar: Um estudo prospetivo de 50 casos. JOH Out 2010;2 :99-103.

61. Vezeau PJ. Tratamento de feridas de extração dentária: medicação de alvéolos pós-extração. Jornal de Cirurgia Oral e Maxilofacial. 2000 maio 1;58(5):531-7.

62. Kumar V, Chaudhary M, Singh S, Gokkulakrishnan. Avaliação pós-cirúrgica da formação de alvéolos secos após a remoção cirúrgica de um terço mandibular impactado - um estudo prospetivo. Jornal Aberto de Estomatologia. 2002; 2,292-298.

63. Singh M, Ranganatha N. Incidência, Etiologia e Tratamento da Osteíte Alveolar. Int J Avanços Recentes em Investigação Multidisciplinar. 2016; 3(1): 1167-70.

64. Ammon HPT, et al. Mecanismo das acções anti-inflamatórias da curcumina e dos ácidos boswelicos. J Ethopharmacol. 1993;38:113-119.

65. Huang MT, et al. Efeito inibidor da curcumina, ácido clorogénico, ácido cafeico e ácido ferúlico na promoção de tumores na pele de ratos por 12-O- tetradecanoilforbol-13-acetato. Cancer Res. 1988;48:5941-5946.

66. Conney AH, et al. Inhibitory effect of curcumin and some related dietary compounds on tumor promotion and arachidonic acid metabolism in mouse skin. Adv Enzyme Regul. 1991;31:385-396.

ANEXO - I

FORMULÁRIO DE CONSENTIMENTO INFORMADO

Nome: Número de OPD:

Tel. N.º(s):

Título do projeto:

Nome do Investigador Principal:

Nome da instituição:

O conteúdo da ficha de informação datada de .... que me foi fornecida foi lida cuidadosamente / explicada em pormenor, numa língua que compreendo, e eu compreendi totalmente o seu conteúdo. Confirmo que tive a oportunidade de colocar questões.

A natureza e o objetivo do estudo, os seus potenciais riscos/benefícios, a duração prevista do estudo e outros pormenores relevantes do estudo foram-me explicados em pormenor. Compreendo que a minha participação é voluntária e que sou livre de me retirar a qualquer momento, sem apresentar qualquer motivo, sem que os meus cuidados médicos ou direitos legais sejam afectados.

Foi-me explicado o procedimento (Será efectuada a irrigação e o desbridamento da ferida da alvéolo seco, seguido da colocação de um penso com óxido de zinco, eugenol ou curcuma misturados em soro fisiológico. E será chamado de novo a 2nd e 4th dias deste procedimento para repetir o penso e avaliar a dor, o osso necrótico e a descarga de pus). Autorizo-o de livre vontade.

Compreendo que as fotografias e as informações recolhidas sobre mim no âmbito da minha participação nesta investigação, bem como secções das minhas notas médicas, podem ser consultadas por indivíduos responsáveis das autoridades reguladoras, caso sejam relevantes para a minha participação na investigação. Autorizo que estas pessoas tenham acesso aos meus registos e confirmo que não lhes retive qualquer informação relevante para o estudo.

Confirmo que estou/não estou grávida e que, por conseguinte, dou, de livre vontade, o meu consentimento para a realização do tratamento.

Concordo em participar no estudo acima referido.

Assinatura / Impressão do polegar Data:

Local:

Nome do participante:

Nome do progenitor (se for menor):

Filho / Filha / Cônjuge de:

Endereço postal completo:

ANEXO - II

FORMULÁRIO DE HISTORIAL DE CASOS

S. não..: Data:

Nome- Idade/Sexo- OPD No-

Endereço- Número de telefone

- Queixa principal-
- História da doença atual-
- Histórico médico anterior-
- História dentária passada-
- Histórico de medicamentos
- História Pessoal-

- Exame geral-

- Exame local-
  - Exame extra-oral
    - Simetria facial-
    - TMJ-

  - Exame intra-oral
    - Exame de tecidos moles-
    - Exame de tecidos duros-

- Diagnóstico Provisório-

- Diagnóstico Diferencial-

- Investigação-

- Diagnóstico final-

- Plano de tratamento-

ANEXO - III

FORMULÁRIO DE REGISTO DE CASOS

Nome: Data:

Idade: Sexo:

Local:

História da extração:

Pontuação VAS (0-10) para DOR:

	PONTUAÇÃO
DIA 0	
DIA 2	
DIA 4	

OSSO NECRÓTICO:

	PRESENTES	ABSENTE
DIA 0		
DIA 2		
DIA 4		

DESCARGA DE PUS:

	PRESENTES	AUSENTES
DIA 0		
DIA 2		
DIA 4		

Guia Co-Guia

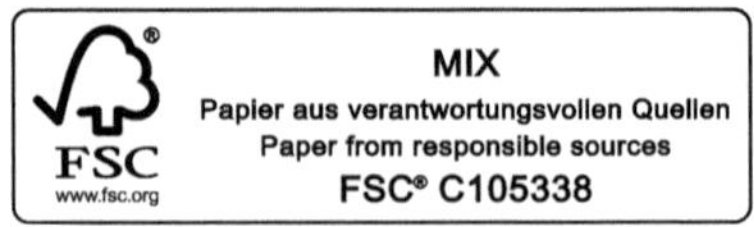

Printed by Books on Demand GmbH, Norderstedt / Germany